TRAITEMENT RATIONNEL

CURATIF & PRÉVENTIF

DE LA

FIÈVRE JAUNE

PAR CHABASSU

Docteur de la Faculté de Paris,

Médecin principal de la Marine en retraite,

Chevalier de la Légion d'honneur

PRIX : 1 FR. 50

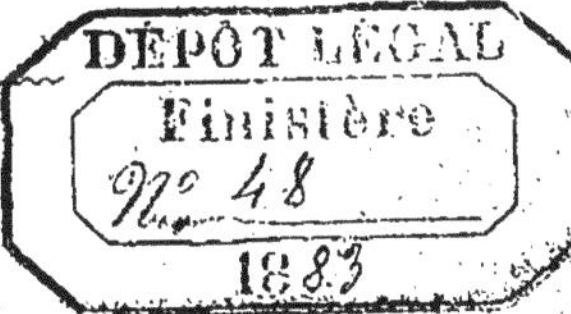

Brest. — Novembre 1883

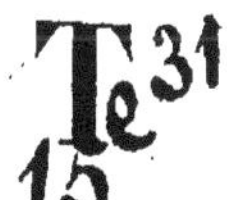

TRAITEMENT RATIONNEL

CURATIF & PRÉVENTIF

DE LA

FIÈVRE JAUNE

PAR CHABASSU

Docteur de la Faculté de Paris,

Médecin principal de la Marine en retraite,

Chevalier de la Légion d'honneur

BREST

TYPOGRAPHIE ET LITHOGRAPHIE GADREAU, RUE DE SIAM, 99.

—

1883

TRAITEMENT RATIONNEL

CURATIF & PRÉVENTIF

DE LA

FIÈVRE JAUNE

Les vicissitudes inséparables d'une longue carrière maritime et coloniale nous ont conduit successivement à combattre trois épidémies de fièvre jaune à la Guyane et aux Antilles. Elles nous confèrent, croyons-nous, pour traiter le sujet que nous abordons aujourd'hui, une certaine compétence, rehaussée de fortes études professorales dont l'Ecole de Brest n'a pas perdu le souvenir.

Avant d'entrer en matière, établissons en principe que le traitement, pour être rationnel, doit prendre son point d'appui sur la connaissance approfondie des causes auxquelles la pyrexie typhique emprunte son origine. C'est donc par cette étude qu'il nous faut préluder.

La recherche de la cause génératrice a en effet une haute importance. Elle a exercé la sagacité de nos devanciers. Malheureusement, malgré les nombreux et consciencieux travaux dont s'honore à juste titre la médecine navale, l'étiologie de l'affection que l'on nomme indifféremment : Fièvre jaune, typhus d'Amérique, fièvre ictérode, mal de Siam, fièvre des Antilles, vomito-negro, est restée incertaine et obscure. Elle constitue la partie ardue de la tâche que nous entreprenons à notre tour.

Afin de la faciliter, nous formulerons les propositions suivantes :

1° La fièvre jaune est essentiellement déterminée par une infection miasmatique ;

2° Cette infection (et par ce mot nous entendons l'action qu'exerce au sein de notre économie un miasme absorbé et passé dans le sang). Cette infection, disons-nous, est produite par le miasme paludéen et le miasme du typhus intimement combinés ;

3° Le miasme paludéen est d'une nature spécifique exclusivement propre à la génèse de la fièvre jaune ;

4° Le miasme d'essence typhique, par contre, n'a rien de spécial à la fièvre ictérode. Il est commun aux pyréxies désignées sous les noms de typhus d'Europe ou pétéchial exanthémateux, de typhus d'Afrique ou peste, de typhus d'Asie ou choléra, enfin de typhus d'Amérique ou fièvre jaune.

Examinons sommairement chacune de ces propositions :

1° La fièvre jaune est due à une infection miasmatique.

Pour le démontrer, procédons par voie d'exclusion :

Assurément, cette entité morbide n'est pas une maladie, dite locale. Elle est, n'en déplaise à l'organicisme suranné, une maladie générale, *totius substantiæ*. Tout le monde s'accordant aujourd'hui là-dessus, ne nous attardons pas à faire ressortir que nonobstant la haute portée des symptômes fournis par l'appareil digestif et ses annexes, il ne saurait être ici question d'hépatite, d'ictère, de gastro-hepato-entérite, etc.

La congestion des viscères abdominaux concomitante de la fièvre jaune n'implique pas nécessairement l'état de phlegmasie ; et serait-elle inflammatoire, il faudrait l'étendre à bien d'autres organes, notamment à toute la masse encéphalique, aux reins ; en même temps, laisser en dehors et méconnaître l'existence et la valeur de beaucoup d'autres phénomènes étrangers à toute espèce de phlegmasie.

Il y a là une généralité de symptômes, dès le début, prédominants et sans corrélation avec les lésions secondaires multiples et variables dans leur localisation plus ou moins consécutive, prononcée, persistante. La généralité, l'indépendance et la primordialité des phénomènes accusent une maladie générale qui, comme telle, ne peut appartenir qu'à l'un ou l'autre des deux grands groupes suivants : les diathèses et les intoxications.

La fièvre jaune n'est pas une maladie diathésique, elle n'est pas produite et entretenue par un vice inhérent à la constitution, héréditaire ou acquis. Elle ne présente aucun des autres caractères dévolus aux diathèses. Elle appartient donc aux intoxications comprenant les maladies engendrées par un poison, un venin, un virus ou un miasme. Ecartons de sa génèse les deux premiers, nous restons en présence de l'intoxication virulente ou miasmatique. Mais toutes les maladies de cause virulente sont inoculables et la fièvre jaune ne l'est pas. Elle est donc de cause miasmatique. Et comme elle s'accompagne constamment d'un mouvement fébrile ou fièvre qui la caractérise, elle en a reçu le nom de fièvre essentielle. C'est, en d'autres termes, une pyrexie, et une pyrexie miasmatique par opposition aux pyrexies virulentes.

2° L'infection dont elle est la manifestation morbide est produite par le miasme paludéen et le miasme du typhus intimement combinés. Relativement à celui-là, le doute n'est pas permis. Il y a la plus complète analogie entre la fièvre des marais et la fièvre jaune. L'une et l'autre ne naissent d'emblée que dans les endroits marécageux où se produisent leurs miasmes respectifs. La production miasmatique de part et d'autre est soumise aux mêmes influences favorables ou contraires. Celles, entr'autres, déterminées par la chaleur et le froid. Et les deux affections se phénoménisent d'une façon très rapprochée, mais non point identique. Il y a des dissemblances dans leur phénoménisation aussi bien que dans leur étiologie.

Du moment qu'elles sont deux maladies différentes et non pas seulement des formes ou variétés de la même espèce nosologique. L'élément paludéen n'entre-t-il pas aussi dans la génèse de la peste et dans celle du choléra, maladies totalement distinctes de la *Malaria* ?

L'élément palustre est spécial à chacune de ces pyrexies pestilentielles : il diffère dans chaque.

D'après cette considération, Boudin les avait réunies à la fièvre des marais « Malaria » pour en composer le genre limnhémique ; il faisait observer avec raison que dans le delta du Nil, du Gange, du Mississipi, les formes morbides appelées peste, choléra, fièvre jaune, apparaissent constamment précédées, accompagnées et suivies des fièvres des marais.

Nous l'avons constaté, nous aussi, en Cochinchine, pour le choléra ; à la Guyane et aux Antilles pour la fièvre jaune. Et ce qui frappa surtout notre attention, c'est que le règne épidémique de chacun de ces deux typhus n'empêchait pas la production de la fièvre des marais.

Or, on sait qu'une maladie épidémique annihile et confisque à son profit toutes les autres, excepté celles qui s'en rapprochent le plus, en sont la plus simple expression, la partie rudimentaire.

Exemple : la diarrhée, la cholérine, par rapport au choléra ; l'embarras gastro-intestinal bilieux, vis-à-vis de la fièvre jaune.

La fièvre paludéenne algide ou même simple et surtout algide-cholérique est très rapprochée du choléra. Cette même fièvre paludéenne sous la forme rémittente ou pseudo-continue et surtout rémittente bilieuse est également fort voisine de la fièvre jaune. Leur rapprochement, leur coïncidence et leur parenté se conçoivent dès lors et s'expliquent.

Boudin allait plus loin : il faisait pressentir l'identité de nature semblant relier entr'elles les formes variées, disait-il, de l'intoxication marécageuse, et laissait entrevoir comme cause probable de cette variété certaines modifications dans la nature de la matière paludéenne, modifications résultant de la spécialité du règne organique propre à telle saison, à telle latitude géographique.

Contrairement aux idées reçues, l'auteur ne faisait pas provenir le miasme générateur de la décomposition des substances végétales, mais des émanations des plantes vivantes, et les variétés de cette flore des marais, suivant les pays, entraîneraient toutes les variétés correspondantes des pyrexies précitées.

De telle sorte que le choléra asiatique n'est pas endémique en Amérique et le typhus américain n'est pas endémique en Asie, parce que les plantes aquatiques marécageuses qui les produisent respectivement, végètent ici et non là ; tandis que celles qui enfantent la fièvre dite intermittente ou « Malaria », poussant partout, la font naître en tout lieu.

L'hypothèse de Boudin implique la non identité des émanations fournies, en effet, par des végétaux différents, et par conséquent la non identité du principe générateur des fièvres limnhémiques d'où, contrairement à l'auteur précité, l'impossibilité de ne voir en elles que de simples variétés d'une même espèce nosologique.

Mais, de plus, une multitude de faits d'eau croupissante, bourbeuse, de mares et d'autres foyers paludéens ne contenant que des détritus végétaux, témoignent contre l'idée de faire provenir ce principe d'une exhalation de plantes vivantes, et la font rejeter, bien qu'elle ait été défendue naguère par MM. Lemaire, Gigot, Ramon, Van-den-Corput et Lazare Letona.

D'après ces auteurs, le miasme des fièvres paludéennes, le principe du paludisme s'échapperait des plantes fébrigènes et des algues appartenant au type palmella. Des particules ou cellules végétales présentant toujours la même composition seraient capables d'engendrer les fièvres palustres, y compris la fièvre jaune. L'infection se ferait par les voies respiratoires, la peau, la muqueuse digestive. Cet être animé fébrigène est-ce bien un zoospore ou spore fécondé, se demande M. Rey.

Mais, d'après M. Quinquaud, les algues mono-cellulaires, les urocystis et les palmella ne sont pas les agents de la fièvre des marais, comme l'ont avancé les Allemands, d'après les professeurs Tommassi, de Rome, et Klebs, de Prague.

Ceux-ci avaient cru trouver le principe générateur de la fièvre des marais dans les couches inférieures de l'atmosphère et dans le sol de l'agro-romano ou campagne romaine ; ils prétendaient avoir découvert un fongus microscopique formé de nombreuses spores mobiles, ovales, etc., et qui pouvait croître dans différents sols. Ce fongus disposé et introduit par eux sous la peau d'un certain nombre de chiens avait fait contracter par ces animaux la fièvre intermittente avec tuméfaction de la rate. Ce fongus, ils l'avaient retrouvé ensuite dans la rate et les lymphatiques et l'avaient nommé « Bacillus Malariæ ».

Mais les expériences semblables faites ultérieurement par M. Quinquaud ont infirmé ces assertions.

C'est donc bien aux détritus végétaux que les miasmes paludéens doivent leur origine. Néanmoins, il y a dans la théorie de Boudin un grand fond de vérité : c'est l'origine marécageuse miasmatique du choléra, de la peste et de la fièvre jaune. La preuve en est, pour nous en tenir à cette dernière, qu'elle n'existe à l'état d'endémie que dans des pays de marais. C'est ainsi qu'elle est endémique dans toute l'étendue des terres basses bordant le golfe du Mexique depuis la Floride au nord, jusqu'à la Guyane brésilienne au sud.

Et tous ces pays sont couverts de marécages. L'inondation des marais met fin à la fièvre ictérode, met fin à la « Malaria » concomitante. Et nous pourrions en dire autant pour la peste, d'après M. Tolozan, et pour le choléra, d'après nous.

3° Il y a donc impaludation dans la génèse du typhus d'Amérique et une impaludation spécifique. Cette troisième proposition est tout aussi facile à démontrer.

Evidemment la spécificité tient à la nature particulière du miasme paludéen dont naît la fièvre jaune. Et le miasme exclusif à sa génération est d'une nature différente de cet autre miasme paludéen cholérigène, ainsi que du miasme paludique de la peste. Et tous trois diffèrent respectivement du principe causateur de la fièvre cosmopolite des marais.

Il est possible, il est même infiniment probable que ce dernier entre comme élément constitutif du miasme spécifique dans la génèse du vomito-negro. Car, quelque spéciale qu'on suppose la flore marécageuse propre à chacune des fièvres limnhémiques, il est parfaitement admissible qu'il entre dans sa composition quelques-unes des plantes douées d'ubiquité d'où naît en tous lieux la fièvre dite paludéenne, la « Malaria », sans aucune spécialisation végétale.

Mais ce n'est pas une raison pour ne voir dans le typhus américain, à l'exemple de M. Boudin, qu'une fièvre paludéenne de forme particulière.

On invoque à l'appui ce fait qu'à St-Domingue (Haïti), la fièvre jaune sévit sur le littoral, la rémittente-bilieuse dans la plaine voisine et la fièvre intermittente à mi-hauteur.

On y voit l'indice d'une phénoménisation variée d'une même affection, une pure affaire de type reflétant une intoxication marécageuse à des degrés divers d'intensité. En vertu de quoi, disait Boudin, les fièvres limnhémiques se transforment l'une dans l'autre avec la plus grande facilité, suivant telles ou telles conditions de climat.

Assurément celui-ci agit sur la force créatrice des miasmes paludéens, quels qu'ils soient. La preuve est que les fièvres marématiques ordinaires accusent une intoxication d'autant plus puissante, tendent d'autant mieux à affecter le type pseudo-continu qu'on les observe sous des latitudes plus chaudes, sous des climats plus brûlants. M. Maillot, en Algérie, en a fourni la preuve.

Ainsi s'expliquerait, faute de mieux, le triple fait de St-Domingue, en supposant que la flore marécageuse de la plaine, *a fortiori* celle de la mi-hauteur soient de tous points identiques à celle du littoral et ne se rapprochent pas au contraire, de plus en plus, de la flore ordinaire des marais ; ce qui est une supposition invraisemblable.

Dans tous les cas, il ne prouve en rien que la fièvre ictérode ne soit qu'une fièvre cosmopolite des marais que différencierait seulement le surcroît d'intensité du paludisme, ne soit qu'une expression différente de cette même fièvre des marais, qu'une variété de la même espèce nosologique.

Cela prouve plutôt que le miasme paludéen ordinaire ou cosmopolite entre dans la composition du principe générateur de la fièvre jaune comme il entre dans la formation de la cause créatrice de la peste et du choléra, conjointement avec le miasme paludéen spécifique à chacun de ces trois typhus et différent pour chacun d'eux ; sinon l'on ne comprendrait pas leur endémicité respective et exclusivement distincte.

On a cru pouvoir rapporter l'origine du typhus d'Amérique au miasme paludéen ordinaire accru, condensé et rendu plus actif à l'époque des grandes chaleurs de l'hivernage, mais aidé dans son action pyrétogénique par l'idiosyncrasie européenne ; c'est-à-dire celle de tout individu arrivant d'Europe et que n'a pas encore modifiée le climat. Et l'on fait valoir l'argument suivant : Aux Antilles, au début de la saison chaude, la fièvre intermittente règne ; un peu plus tard, la rémittente-bilieuse frappe sur les indigènes; la bilieuse pseudo continue sur les européens peu acclimatés ; la fièvre jaune sur les nouveaux-venus.

Le fait est vrai, l'explication en est incomplète et, par suite, inexacte. Car elle ne donne pas la conception d'une fièvre spécifiquement paludique, à caractère essentiellement bilieux, à type généralement continu, avec tendance irrésistible à se majorer d'un élément typhogène pour prendre son essor vers l'état définitif du règne épidémique, qui est sa forme habituelle.

Réduite à sa valeur, l'observation ci-dessus n'en est pas moins digne d'attention. Oui, certes, le tempérament dont nous apprécierons plus loin toute l'influence aide au développement du typhus américain comme il aide dans des conditions différentes et pourrait-on dire opposées, à l'éclosion du choléra et de la peste. C'est une circonstance très favorable, mais nullement nécessaire. Nous aurons occasion de le démontrer d'une façon péremptoire.

D'ailleurs, l'idiosyncrasie qui prédispose à la fièvre jaune ne l'y fait pas naître dans les pays où le choléra est endémique. Et réciproquement, la prédisposition au choléra ne l'y fait pas éclore dans les pays d'Amérique où la fièvre ictérode a son foyer d'endémicité et ainsi de suite pour la peste.

Il faut donc en venir à admettre l'existence d'un miasme paludéen spécifique et différent pour chacun des trois typhus, mais dans tous offrant avec le miasme paludéen ordinaire ou cosmopolite une analogie voisine de l'identité de nature, de composition.

Cette presque identité avec le principe ordinaire de la « Malaria » peut même seule nous expliquer, au milieu de la personnalité distincte de ces typhus, les liens de parenté qui les unissent entr'eux ainsi qu'avec la fièvre cosmopolite des marais, toujours concomitantes des fièvres limnhémiques dans leur pays d'origine, quand elles s'y développent d'emblée, et non par importation en retour, remarquons-le bien.

Dans sa spécificité le miasme paludéen est végétal et non végéto animal, comme on l'a prétendu à l'égard de la fièvre jaune. Il aurait fallu le prouver. On ne l'a pas fait. Semblable prétention tout aussi peu fondée a été élevée au sujet de la peste et du choléra. On a sans doute confondu avec l'élément palustre l'élément typhogène provenant des sécrétions et excrétions conglomérées et fermentées que répandent autour d'eux les individus réunis en certain nombre, et sur lequel nous aurons à nous étendre un peu plus loin.

La considération du type n'est pas, dans un ordre contraire d'idées, un motif pour, à l'exemple de certains praticiens, assigner à la fièvre jaune une nature complètement différente de la « Malaria » ou fièvre intermittente ordinaire et, leur refusant toute corrélation d'origine, ne pas vouloir les comprendre dans un même groupe : celui des fièvres limnhémiques, selon la qualification que leur a donnée Boudin.

En effet, dans son ubiquité, la fièvre des marais n'est pas invariablement intermittente. Elle affecte parfois le type rémittent et même pseudo-continu, dans la forme bilieuse des pays chauds, quels qu'ils soient, par exemple. Elle accuse ainsi l'intensité plus grande de l'infection marématique à deux degrés différents.

D'un autre côté, la fièvre jaune n'est pas invariablement continue pour de la sorte exprimer la plus haute dose de l'infection marécageuse. Sans parler de ses exacerbations et de ses rémissions habituelles, indice voilé de son origine palustre, elle revêt parfois le type franchement rémittent ou même intermittent.

Ainsi, par exemple, dans l'épidémie des îlots du Salut (Guyane) en 1855, le typhus d'Amérique s'est présenté avec tous les types possibles, tout en gardant son homogénéité. D'ailleurs, il n'y a pas aux îles du Salut de foyer paludéen pour rendre compte de cette diversité phénoménale, et elles sont trop distantes de la côte ferme pour les supposer accessibles aux émanations du littoral marécageux le plus rapproché. La diversité des types tenait donc entièrement à la variabilité des constitutions et au degré d'intoxication individuelle.

Le type n'a par conséquent aucun rapport avec la nature de la pyrexie. Il n'est autre chose que l'expression du degré d'intensité de l'infection marématique, ou, pour mieux dire, du degré de puissance de la réaction éliminatrice, de l'effort de la désinfection dans la lutte engagée.

Or, la différence que semble présenter la fièvre paludéenne tient précisément à ce que, dans les fièvres continues, au nombre desquelles il faut ranger la fièvre ictérode, l'élimination s'opère d'un seul trait, et dans celle-là, au contraire, s'effectue partiellement et avec intermittence. Voilà pourquoi elle a une plus longue durée, nécessite un certain nombre d'accès plus ou moins espacés ; mais si l'impaludation a été plus forte, les accès fébriles se rapprochent ou se joignent, tendent à se confondre, et l'élimination vise à se compléter en une seule fois par une succession continue d'efforts répétés sans interruption de la part de l'organisme infecté.

Dans la forme intermittente au contraire, l'élimination s'effectue au moyen d'une poussée plus ou moins forte et laborieuse qui, si l'impaludation est légère, amène d'un seul coup la désinfection totale ou, si l'intoxication est plus prononcée, se borne à débarrasser l'économie du trop plein de cette impaludation incompatible avec la tolérance idiosyncrasique dont elle procure ainsi le rétablissement.

Jusqu'à ce que par une nouvelle accumulation du principe intoxiquant ou, par l'action d'une cause fortuite perturbante, la tolérance cesse de nouveau et la susceptibilité morbide réveillée provoque le retour d'une nouvelle poussée ou crise éléminatrice, d'un nouvel accès, conséquemment, de fièvre intermittente et ainsi de suite pendant tout le temps que l'économie met à se désimpaluder.

On voit donc que cette variabilité de forme dont toutes les fièvres limnhémiques sont susceptibles, cette distinction de type toute secondaire ne suffit pas pour motiver l'isolement de la fièvre paludéenne ou « malaria », non-seulement d'avec la fièvre jaune, non-seulement d'avec les autres fièvres limnhémiques qui ont pour caractère essentiel d'être endémiques ou spécifiques, mais encore d'avec les autres fièvres continues présentant, elles aussi, des intermissions et des rémissions quoique d'ordinaire moins tranchées.

Pour la même raison, de ce que la fièvre ictérode est possible, aussi bien que la peste et le choléra, d'affecter le type rémittent ou intermittent, comme le fait la fièvre des marais, soit que la pyrexie qui nous occupe le fasse au début, soit dans le cours ou à la fin de son évolution, il ne s'ensuit pas davantage qu'on ne voie en elle qu'une forme, une variété ou une expression diverse de la « malaria ».

La possibilité qu'ont ces deux pyrexies d'offrir chacune d'elles toutes les variétés du type paludique prouve uniquement qu'elles naissent toutes deux d'émanations marécageuses, et rien de plus. Car, si ces miasmes sont de part et d'autre paludéens, ils ne sont pas identiques. Tout au moins en ce qui concerne l'élément de spécificité dans la complexité élémentaire requise ou présumée de la matière paludique.

On a voulu distinguer la fièvre paludéenne de la fièvre jaune, ayant comme elle une origine palustre, par sa propriété non infectieuse ou pour mieux dire non infecto-contagieuse à laquelle elle doit de ne pouvoir régner épidémiquement, dit-on.

Assurément, la fièvre des marais, sous le type intermittent qui est sa forme ordinaire et révèle une intoxication modérée, ne paraît pas susceptible de se transmettre d'individu à individu comme on l'observe dans le typhus d'Amérique. Mais en est-il de même dans les variétés plus graves de la « malaria » attestant une infection virtuellement plus grande ? Non. Nous la croyons alors transmissible, pourvu qu'elle réunisse les conditions d'encombrement des masses agglomérées qui développent l'activité, augmentent le coëfficient de sa force infectante en lui apportant un élément de renfort, le miasme typhogène.

Ce miasme entre également dans la génèse des trois typhus d'origine marécageuse : Peste, choléra, fièvre jaune. Ce principe ajouté à leur élément paludéen crée un nouveau lien de parenté entre ces trois typhus en imprimant à chacun d'eux un cachet de haute gravité. Il les relie en même temps au typhus d'Europe, ou typhus nosocomial exanthémateux, pétéchial et dont ce principe est l'unique origine.

Dans la fièvre jaune aussi bien que dans la peste et le choléra, l'élément typhique est expressément dû à l'agglomération excessive, à l'entassement des individus d'où s'exhalent les miasmes infectants. Il est l'unique cause de l'élévation de la maladie au rang épidémique de la contagiosité et de l'aggravation intrinseque de la fièvre ictérode dans son essence, sa constitution nosologique.

C'est ainsi que dans une salle d'hôpital en majeure partie occupée par des personnes frappées de fièvre jaune, la pyrexie est susceptible de se transmettre aux personnes saines ou malades de toute autre affection. La transmission s'y observe même quand les fébricitants en question y sont en minorité relativement aux autres personnes, surtout dans une salle comble. Parce que toutes les émanations provenant d'individus malades, n'importe comment, et même sains, concourent à former par leur agglomération un foyer d'infection d'où naît le miasme du typhus qui englobe en s'y combinant le miasme spécifique émané des malades atteints de la fièvre jaune en augmente la puissance morbifère, en facilite la transmission.

Dans les conditions d'entassement d'hommes bien portants, comme on les rencontre chez les équipages de nos navires de guerre, il suffit maintes fois d'un seul malade au début, par exemple, d'une épidémie éclatant en pleine mer, quand ce premier malade ne s'est lui-même produit qu'un certain temps après le départ du navire du lieu contaminé, pour expliquer de la sorte le mode de transmission d'individu à individu de la pyrexie et son rapide développement à l'état épidémique avec une aggravation constamment remarquée en pareil cas, on le conçoit sans peine.

Nous allons plus loin et nous soutenons que le rassemblement d'individus parmi lesquels on ne compte aucune personne atteinte du typhus américain ni même de fièvre dite intermittente, toute agglomération d'hommes sains, en un mot, peut amener l'éclosion spontanée de la fièvre jaune, pourvu toutefois que les individus agglomérés vivent dans un milieu d'impaludation spécifique de cette pyrexie, comme sur le littoral du golfe du Mexique par exemple.

Expliquons-nous : De même qu'il n'est pas nécessaire pour qu'il y ait impaludation qu'elle se manifeste par des accès de fièvre intermittente dans le paludisme cosmopolite (cela est aujourd'hui admis depuis les travaux de Boudin et les nôtres). De même, l'impaludation spécifique de la fièvre ictérode et, par conséquent, celles aussi du choléra et de la peste peuvent se produire et se produisent souvent sans donner lieu à leur manifestation morbide, parce que le sujet expulse à mesure sans effort marqué le miasme qu'il a introduit par absorption dans son économie, et l'équilibre n'est pas rompu.

Mais si ces individus sont groupés, leurs propres émanations s'ajoutent à la masse infectante, il y a dès lors disproportion et rupture d'équilibre entre l'absorption et l'élimination. L'organisme est perturbé et la maladie apparaît avec son caractère particulier d'impaludation. L'expérience que nous devons à notre longue pratique coloniale, nous en a fourni surabondamment la preuve.

Pour nous en tenir à la fièvre jaune : On sait qu'elle est endémique sur le littoral essentiellement marécageux de la portion intertropicale du continent américain du côté de l'Atlantique et, par la même raison, sur le rivage de ses îles situées dans la mer des Antilles. De part et d'autre jusqu'à une certaine altitude des terres que ne peuvent dans leur ascension dépasser les miasmes paludéens formés plus bas et plus ou moins loin; autre analogie que ces miasmes spécifiques ont avec les miasmes paludéens dépourvus de la spécificité.

Les limites du rayonnement miasmatique étant ainsi posées : que sur un point quelconque de ce littoral marécageux continental ou insulaire une agglomération d'hommes vienne à se créer dans les proportions voulues, la maladie éclate et se propage. Détruisez le rassemblement, l'épidémie disparaît et la maladie elle-même, à son tour, par la seule mesure de l'isolement. C'est ce dont nous avons été maintes fois témoin.

En voici un exemple on ne peut plus probant : Cayenne, chef-lieu de la Guyane française, est une localité entourée de marais où la fièvre paludéenne règne en toutes saisons. En 1852, comme on allait faire de cette colonie le siège de la transportation des forçats et de la déportation pour cause politique, on venait d'augmenter la garnison dans cette ville ; l'entassement de soldats arrivant de France dans leur caserne, y fit naître des cas isolés d'abord de fièvre jaune déguisée sous le nom de fièvre rémittente bilieuse, puis un commencement d'épidémie déclarée à laquelle la dispersion des soldats casernés mit bientôt fin.

Antérieurement à ce fait, il n'existait aucun cas de vomito-negro depuis près de deux ans à Cayenne. La précédente épidémie, celle de 1850, avait cessé faute d'aliment ; nous voulons dire faute de nouveaux arrivants. On ne conteste plus aujourd'hui devant la multiplicité de faits semblables la relation de cause à effet entre l'arrivage en certain nombre d'européens et l'éclosion de la fièvre jaune. Pourvu que cet arrivage coïncide avec l'époque de l'année où la fièvre des marais fait elle-même son apparition comme aux Antilles, acquiert de la recrudescence comme à la Guyane, toutes choses aidant.

Dans cette dernière, on pourrait même avancer que sans cette condition de saison propice et en tout temps l'éclosion peut s'y faire; la « malaria » y étant permanente.

Comment se fait-il donc que jusqu'ici on ait constaté la coïncidence dont nous parlons sans en démêler toutes les causes pathogéniques qui en découlent? Qu'on se soit borné à faire ressortir la réceptivité accrue des idiosyncrasies ?

En l'attribuant d'une façon à peu près exclusive : les uns à la suractivité de production des miasmes paludiques déterminée par l'accroissement de la châleur et de l'humidité, ce qui est vrai, et que favorise souvent l'action non moins reconnue des vents chauds du Sud dans les régions où la fièvre jaune est endémique. Les autres en ont fait tout aussi exclusivement honneur au tempérament de l'homme du Nord arrivant en masses plus ou moins nombreuses; sans toutefois découvrir le miasme typhogène qui devait naître de l'encombrement et concourir à la pathogénie de la fièvre jaune ainsi qu'à sa propagation épidémique. Cette conception nous appartient.

En tenant compte de toutes ces causes, on répond irréfutablement à toutes les objections. Si, par exemple, la saison n'est pas propice, la fièvre jaune avortera même en présence d'un certain nombre de personnes non acclimatées. Si au contraire on tombe sur une année exceptionnelle de chaleur et d'humidité excessives, la fièvre ictérode éclatera même en l'absence d'arrivage d'Européens ; et si ce dernier se produit, il en surgira une aggravation épidémique; à moins qu'on n'y oppose au plus vite la dispersion préventive des arrivants, ou, avec plus d'efficacité leur envoi en telle occurence, sur des hauteurs inaccessibles au typhus américain.

On a refusé l'endémicité du vomito-negro à la Guyane et même pour quelques-uns à tout le pays du littoral d'Amérique autre que certains points du Mexique dont la Vera Cruz serait le centre assez restreint.

D'après ces praticiens, la fièvre ictérode serait partout ailleurs importée incapable d'y naître d'emblée. L'exemple précédent s'élève contre une telle allégation. A moins de donner créance à la théorie des vibrions mourant ou sommeillant pendant près de deux ans, ressucitant ou se réveillant ensuite ; pensée hardie, mais rendue invraisemblable par d'autres faits d'interrègne plus long, observés autrefois à la Guyane et aux Antilles, bien qu'elle soit plus acceptable pour un microphyte que pour un microzoaire.

L'endémicité pour un pays n'en exclut pas d'ailleurs l'importation ; elle la favorise au contraire, à tous égards et l'alimente. Les navires à vapeur aujourd'hui donnent à celle-ci beaucoup plus de facilité par la rapidité et la fréquence des communications. Le Sénégal si souvent visité depuis peu par la fièvre américaine, en est un exemple.

Ainsi l'infection miasmatique due à l'impaludation *sui generis* d'une part et de l'autre à l'entassement d'individus qui vivent dans un milieu palustre approprié sont les éléments constitutifs de la fièvre jaune.

En l'absence de toute impaludation, l'agglomération excessive pourrait enfanter le typhus nosocomial, celui, en d'autres termes, des bagnes, camps, prisons, etc. ; mais elle ne pourrait pas engendrer le typhus d'Amérique : le vomito-negro, et nous allons fournir la preuve de cette double assertion :

Aux îlots très petits du Salut (Guyane), il n'y a pas de marais, source d'impaludation quelconque. Ces îlots sont jetés en pleine mer, à quelques lieues au large. Par suite, leur éloignement de la côte ferme les met à l'abri de l'irradiation miasmatique des marais du littoral.

En 1853, on fit de ces îlots un dépôt de forçats transportés. Il y eut entassement et en conséquence typhus. Mais ce fut le typhus des camps, bagnes, etc, celui d'Europe en un mot ; et il n'y eut pas de fièvre jaune, pas même un seul cas.

En 1855, au contraire, cette dernière y est apportée par navire sous forme sporadique, de Cayenne, où elle existait. Comme il y avait de nouveau grande agglomération de transportés, il se déclara chez eux, ainsi que sur la garnison, aux mêmes îlots du Salut, une épidémie de fièvre jaune. Elle fut très meurtrière. Nous perdîmes plus du quart de nos malades (467 morts). Tout le monde à peu près en fut atteint. Et nous même, bien que comptant déjà trois ans de séjour dans la colonie, dûmes payer notre tribut au fléau.

Le typhus américain semblable en cela à la peste et au choléra, toutes les fois qu'il revêt comme eux le caractère épidémique, renferme donc au nombre de ses éléments constitutifs, le miasme du typhus. Mais son élément primordial est dû à l'impaludation *sui generis* de ses marécages producteurs en dehors desquels la fièvre jaune ne saurait en aucun cas, en aucun lieu, naître d'emblée, *sponte suâ*. Il en est du reste de même pour les deux autres typhus limnhémiques, bien que tous trois puissent naître par importation ailleurs que dans leurs propres foyers d'endémicité respective. C'est ainsi qu'on a vu en 1866 le choléra faire irruption à la Guadeloupe, où la fièvre ictérode est endémique.

Toutefois, la transmissibilité de la fièvre jaune, par infection, de l'individu malade à l'individu sain, ferait supposer que le miasme d'essence paludéenne fondu dans les émanations du malade infectant s'éloigne du caractère inhérent au miasme paludéen ordinaire ou cosmopolite, lequel est intransmissible ou réputé tel ; à moins d'expliquer l'intransmissibilité chez ce dernier par l'insuffisance habituelle de sa condensation. Question incidente que pour l'intelligence de notre sujet, nous sommes contraint de débattre le plus sommairement possible.

Etablissons au préalable que c'est le miasme paludéen de qualité spéciale en rapport avec son caractère d'endémicité propre, qui enfante la fièvre jaune sans la participation obligée de l'élément typhogène. En d'autres termes, le miasme paludéen possède exclusivement en lui la faculté génésique et, selon les conditions appropriées de sa force créatrice, fait naître la maladie à l'état sporadique ou à celui de petite épidémie, en dehors même de toute agglomération dans les pays où la fièvre jaune a son berceau d'origine.

Nous pourrions en dire autant pour la peste et le choléra.

Que de cas isolés d'une rareté égale à leur bénignité, rencontrés çà et là aux Antilles et à la Guyane (pour ne citer que ces deux lieux), ont dû être attribués jadis, non au typhus d'Amérique auquel ils appartenaient, mais à la fièvre paludéenne bilieuse à laquelle ils n'appartenaient pas ! Est il donc si facile de les différencier en dehors de la pluralité des cas simultanément produits ; même en apportant la plus grande attention à distinguer du type rémittent ou pseudo-continu le type continu au milieu des exacerbations et des rémissions de la fièvre jaune, lors même qu'elle affecte la forme de la continuité, si elle n'a pas cet aspect typhoïdique que, dans sa gravité, elle présente à l'état d'épidémie ?

En l'absence de l'élément typhogène, la confusion de la fièvre jaune sporadique avec les fièvres paludéennes qui s'en rapprochent le plus, a pu plusieurs fois se produire conséquemment.

Mais il est bien certain et facile à concevoir que l'adjonction du miasme du typhus à la masse infectante augmente la puissance de l'intoxication, développe son pouvoir de transmissibilité d'individu à individu, et sans faire partie obligatoire de sa constitution nosologique, aide cependant à sa faculté génératrice dans la genèse protopathique ou d'emblée de la fièvre ictérode. Nous l'avons expliqué.

Il en est de même pour la peste et le choléra.

Et par miasme du typhus, nous entendons parler simplement des émanations fournies par les grands rassemblements d'hommes bien portants, lors même que les effluves de cette provenance n'auraient pas l'intensité suffisante pour faire éclore spontanément le typhus nosocomial exanthémateux.

Quoi, dès lors, de plus simple et de plus naturel que l'apparition d'une épidémie de fièvre jaune suivant de près l'arrivée de troupes européennes dans un pays quelconque d'Amérique doué d'endémicité, comme on l'a tant de fois observé

C'est sans doute à l'adjonction de l'élément typhogène né de l'agglomération excessive que la fièvre cosmopolite des marais qui, de sa nature, avons nous dit, est intransmissible, a pu dans quelques circonstances exceptionnelles se transmettre et régner par suite épidémiquement en quelque sorte. Notamment sous sa forme grave accusant une forte impaludation : celle de la fièvre bilieuse, par exemple.

Le fait rapporté par le chirurgien-major du navire anglais le *Centurion* dans la mer des Indes et consigné par Littré dans le *Dictionnaire des Sciences médicales*, tend à le prouver. Nous ne le reproduirons pas ici ; il nous entraînerait trop loin. Dans notre traité encore inédit des fièvres, nous le commentons autrement et mieux que n'a pu le faire Littré.

Par ailleurs, nous possédons un fait d'observation personnelle qui met hors de toute contestation la transmissibilité de la « malaria », même sous sa forme vulgaire et simple de fièvre intermittente. A bord du navire l'*Oise*, en 1850, la fièvre intermittente éclata soudain chez deux hommes de l'équipage n'ayant jamais été soumis aux effluves marécageux puisqu'ils avaient été embarqués à l'île de la Réunion où ils venaient d'arriver directement de France, en novembre 1849 ; mais ils se trouvaient à bord de l'*Oise* au milieu de trois cents individus atteints d'infection paludéenne contractée dans les parages de Madagascar, plusieurs mois auparavant.

Cette multitude de fébricitants dont plusieurs étaient cachectiques ont certainement pu constituer un foyer d'infection pour les deux matelots dont il s'agit. En présence de ce fait, nous nous demandons avec raison si le défaut de transmissibilité de la fièvre marématique, qui est sa manière d'être habituelle, ne tiendrait pas au défaut d'intensité de son miasme producteur quand il est éliminé par les excrétions des fébricitants d'ordinaire disséminés et non groupés. Tandis que la quantité de ce principe s'élève avec l'entassement des individus, au point de suppléer par sa condensation en masse à sa qualité insuffisante dans les cas isolés, ou peu groupés, et sans qu'il soit nécessaire de faire intervenir l'élément typhogène pour expliquer la transmission d'un état morbide où l'élément typhique ne se montre pas.

C'est ce que nous avons fait ressortir en 1864 dans notre éminent concours pour le professorat de la médecine navale, sur la question des pyrexies en général, à nous échue. Quoi qu'il en soit, nous n'irons pas chercher l'explication de ce fait dans les marais nautiques imaginés par un brillant professeur d'une de nos facultés, pour les besoins d'une cause qui pouvait s'en passer, selon nous. On a eu aussi la fantaisie de faire provenir la fièvre jaune de ces marais imaginaires.

On ne s'apercevait pas apparemment que la fièvre jaune est une maladie endémique.

Pour en revenir à notre observation clinique, remarquez qu'il faut une assez grande proportion de ce principe marécageux pour que l'intoxication soit capable d'éveiller la fièvre. Et l'observation s'applique également à l'impaludation d'où naît la fièvre jaune dégagée de tout élément typhogène. Nous le démontrerons. Rapprochez de ce fait l'observation plus d'une fois relevée quant à la transmission de la fièvre paludéenne de la mère à l'enfant, par la circulation utérine, et notre opinion pourra se légitimer.

Dans tous les cas, les deux exemples précités établissent un rapprochement de plus entre la « malaria » et les typhus limnhémiques, en particulier la fièvre jaune. Nous aurons à en déduire plus d'un enseignement thérapeutique.

Nous venons de faire voir que l'élément typhogène n'ajoute rien à la spécificité de la génèse propre au typhus d'Amérique, puisqu'on rencontre ce principe d'épidémie dans tous les autres typhus limnhémiques et même ailleurs.

Mais de ce que la nature de la fièvre ictérode est essentiellement déterminée par un agent miasmatique spécial, d'origine paludéenne, condition *sine quâ non*, il ne faudrait pas conclure de là que la prédisposition organique ne concoure en rien à l'éclosion de la pyrexie. Sans doute, sa part est secondaire comme dans toute maladie douée à un tel point de la spécificité, mais elle est réelle ; sinon, comment expliquer l'immunité que présentent beaucoup de gens au milieu d'une épidémie. Non seulement les personnes plus ou moins acclimatées, mais parfois aussi celles qu'un séjour trop récent ne permet pas de comprendre dans la catégorie précédente. Et surtout quelle raison donner à la variabilité dans l'intensité des effets morbides chez ceux qui en sont atteints, laquelle dénote l'inégalité de la résistance subordonnée à l'inégalité de la prédisposition, en supposant, bien entendu, la dose d'intoxication égale de part et d'autre, ce qu'on peut admettre pour bien des cas, mais non pour toutes les impaludations individuelles.

Il est donc plus logique de dire qu'à dose égale du principe intoxiquant ou cause déterminante, c'est la prédisposition de l'économie qui par ses inégalités diversifie et règle l'intensité des effets morbides. De même qu'à égalité de prédisposition, c'est l'inégalité de la dose d'impaludation qui diversifie et règle ces mêmes effets pathologiques.

Il ne peut pas en être autrement, attendu que la fièvre jaune est le produit de deux facteurs : l'agent morbifère, l'économie animale.

Celle-ci n'est pas un support passif, comme on serait tenté de le croire Pour résister, elle est obligée d'agir et d'agir à l'encontre de l'autre facteur, de réagir en un mot ; de là, la lutte, le conflit, et au besoin, la pyrexie. La résistance s'exprime donc par la réaction et cette réaction est éliminatrice.

Expliquons-nous : toute substance, n'importe laquelle, qui pénètre n'importe comment au sein de notre économie, si elle ne peut entrer dans le plan normal de notre organisation, être assimilée, doit être rejetée de son sein par la voie des sécrétions comme étant étrangère, inassimilable Mais le rejet s'en opère avec plus ou moins d'effort, de labeur, de la part de l'organisme en rapport avec le degré de la perturbation que cette substance à éliminer apporte dans le mécanisme vital.

Nous allons tout à l'heure faire l'application de cette règle à la fièvre jaune, dans les diverses manières de se manifester.

Si la perturbation est infiniment légère, à peine sensible, la substance à peu près tolérée par l'économie est éliminée sans peine, sans trouble apparent, bien marqué. Il y a eu presque tolérance C'est ce qu'on remarque, même en temps d'épidémie, chez les créoles n'ayant jamais quitté leur pays natal et dont le tempérament a été de bonne heure façonné à une élimination aussi facile que prompte du miasme d'impaludation.

Si au contraire, la perturbation est grande, il y a révolte ouverte, intolérance accusée et l'élimination de la cause perturbatrice ne peut s'en faire qu'à la suite d'une véritable lutte engagée entre les deux puissances adverses et très ostensiblement caractérisée. Tous les cas de pyrexie plus ou moins accentuée sont compris dans cette disposition.

Le degré de la perturbation se lie au degré de l'agression. Mais le degré de celle-ci (en puissance s'entend) ne dépend pas seulement de la force virtuelle de la cause perturbante, mais du rapport qui s'établit entre cette dernière et la force virtuelle de l'économie représentant le second facteur.

Pour qu'il en fût autrement, il faudrait supposer, ce qui n'est pas, les idiosyncrasies diverses toutes douées virtuellement d'une égale force de résistance.

Raisonnons un instant dans cette hypothèse et représentons invariablement par le chiffre 10 la force réactionnaire de l'organisme. Si nous représentons la force agressive à son minimum par 1, l'agression ne dépendant plus que de celle-ci, serait ainsi que la perturbation qui en résulte, exprimée par le rapport de 1 à 10, et avec l'augmentation de la force agressive portée aux chiffres 2, 3, 4, 5, etc., Selon les cas, l'agression et la perturbation seraient exclusivement déterminées par cette augmentation en puissance de la cause perturbante et s'exprimeraient pour toutes les idiosyncrasies indistinctement par les rapports de 2 à 10, de 3 à 10, de 4 à 10.

S'il en était ainsi, l'économie jouerait un rôle purement passif, la prédisposition serait nulle. L'européen non acclimaté, l'européen acclimaté, le créole, le nègre, l'indien, etc., seraient sur la même ligne. Et les causes qui amènent cet état de l'organisme en vertu duquel on est plus ou moins apte à contracter la fièvre jaune ; les causes prédisposantes, en un mot, n'auraient pas d'action, pas de raison d'être, seraient nulles aussi.

Il n'en est rien. Chaque constitution possède une force de résistance tirée de son dynamisme propre et variant avec lui, selon les conditions d'âge, de sexe, de tempérament, de race et autres.

Cela étant, si nous représentons la force de résistance dynamique par 7, 8, 9 ou 10, la force perturbante étant maintenue à 1, le rapport de 1 à 7, par exemple, qui exprime l'agression perturbatrice dans un cas ne sera pas du tout égal au rapport de 1 à 8, de 1 à 9, de 1 à 10, qui expriment les agressions correspondant à ces derniers chiffres et qui ne sont pas elles-mêmes semblables entr'elles.

On voit de suite que l'agression morbide s'élève soit avec l'élévation de la force perturbante, soit avec l'abaissement de la force résistante, la puissance antagoniste, dans les deux cas, restant au même point. Au contraire, l'agression morbide s'abaisse soit avec l'abaissement de la force perturbante, soit avec l'élévation de la force résistante, la puissance antagoniste, dans les deux cas, restant aussi au même point.

Enfin l'agression reste la même si les deux forces contraires s'élèvent ou s'abaissent ensemble dans les mêmes proportions.

Nous pouvons maintenant nous rendre compte de bien des particularités que peut nous offrir l'étude de la fièvre jaune envisagée dans sa thérapeutique.

D'abord, il est évident que l'agression sera d'autant plus faible et donnera lieu à des effets morbides d'autant moindres, que toutes choses égales, d'ailleurs, la résistance idiosyncrasique sera plus élevée, et si celle-ci est exceptionnellement très grande, il y aura pour les individus qui la posséderont immunité. N'oublions pas que la faculté de résister est singulièrement aidée dans son action par la faculté d'éliminer en rapport avec l'état approprié des organes éliminateurs.

C'est encore de cette façon qu'on peut s'expliquer le défaut de récidive chez les personnes préalablement atteintes de la pyrexie, lors même qu'un long temps se serait écoulé depuis; à la condition, toutefois, pour ces personnes, de n'avoir jamais quitté, nous ne dirons pas avec quelques auteurs, les pays où le typhus américain est endémique, mais les pays intertropicaux quels qu'ils soient. Puisque d'après notre expérience personnelle, la longue habitation dans un pays chaud quelconque par les modifications qu'elle apporte graduellement à la constitution de l'individu, confère l'acclimatement, partant l'immunité, c'est-à-dire la tolérance pour le miasme susdit et son rejet successif sans perturbation ni crise éliminatrice, sans pyrexie.

L'acclimatement obtenu en dehors et sans le secours du suétudisme peut donc procurer l'immunité.

Cela confirme notre appréciation sur le rôle important dévolu au tempérament dans l'aptitude à contracter la fièvre jaune et dans les effets qu'on en éprouve quand on la subit.

Voilà pourquoi en dehors de l'acclimatement une première atteinte, si elle est par trop légère, ne met pas toujours à l'abri, tant s'en faut, d'une récidive dans le cours d'une même épidémie, en cas d'agression accrue; nous l'avons plus d'une fois observé.

Par la même raison, toute cause susceptible d'augmenter la force du principe agresseur comme le développement de ce dernier à l'état épidémique par exemple, où toute cause capable de diminuer la force de résistance constitutionnelle peuvent l'une ou l'autre et surtout l'une et l'autre faire perdre l'immunité à ceux qui en jouissaient, leur donner l'aptitude voulue pour contracter la maladie et augmenter chez tous les autres leur disposition préalable, leur prédisposition.

C'est ainsi qu'on a vu dans des épidémies très meurtrières des indigènes, d'ordinaire indemnes, à la suite d'imprudence ou d'excès, être pris d'une véritable fièvre jaune. Jugez par là de ce qui en adviendrait pour les personnes moins acclimatées.

Par contre, on peut diminuer la prédisposition, l'abaisser même jusqu'au point de la faire disparaître et d'assurer ainsi l'immunité chez certains organismes : soit en affaiblissant la force de l'agent agresseur, en la dépouillant, par exemple, de son élément typhogène. C'est, le rôle de l'hygiène ; soit en rehaussant le dynamisme constitutionnel, ou, mieux encore, en combinant ces deux actions ; c'est là le rôle culminant de la thérapeutique.

La prédisposition exerce donc une haute influence sur la formation et le développement du typhus américain, puisqu'elle est en définitive la résultante des causes qui facilitent l'action de la cause déterminante ; aussi son influence se montre en toute circonstance, lors même que la cause déterminante, le miasme, agit dans la plénitude de sa force, comme en temps d'épidémie.

Assurément, la prédisposition demeure étrangère à la formation du miasme quant à son élément essentiel ou palustre, laquelle s'accomplit en dehors de nous et sans nous. Mais la prédisposition préside à la manifestation de ses effets, les favorise ou les contrarie selon certaines conditions déterminées.

Cet état particulier de l'organisme n'est même pas aussi indifférent qu'on pourrait le croire à la repullulation du miasme qui, à n'en pas douter, s'opère en nous et peut seule nous expliquer les cas assez nombreux de transmission de la pyrexie faite par un individu à plusieurs à la fois, en l'absence de tout autre foyer de contagion ; nous en avons eu la preuve.

Ajoutons ceci à l'appui de notre manière de voir : Pourquoi la fièvre jaune, sous sa forme la plus bénigne, reproduit-elle ici une pyrexie maligne, là une pyrexie peu grave, si l'on ne veut faire la part de l'idiosyncrasie et reconnaître son concours actif ? Pourquoi enfin ne se manifeste-t-elle en aucune façon chez certaines personnes soumises également au foyer d'infection et tout à fait réfractaires, alors qu'on ne peut rattacher leur immunité exceptionnelle qu'à une disposition toute particulière de leur idiosyncrasie, en vertu de laquelle elles éliminent avec la plus grande facilité le miasme absorbé pourtant en grande masse, et sans en avoir éprouvé la moindre impression morbide, quoique ces personnes ne soient pas du tout acclimatées? Notre expérience en fait foi.

Mais il peut arriver, comme nous l'avons vu, que des personnes après avoir traversé indemnes la période culminante d'une épidémie à laquelle elles avaient assisté dès le début, venant à quitter le foyer d'infection et y revenant ensuite, contractent la fièvre jaune alors précisément que l'épidémie, à son déclin, a moins de nocivité. Pourquoi nous dira-t-on? C'est que, dans le principe, ces personnes avaient dû leur immunité à la facilité d'élimination miasmatique inhérente à leur tempérament, et par là, à une sorte de tolérance née du suétudisme; leur départ leur a fait perdre ces avantages et les a exposées à la brusquerie du retour amenant la perturbation idiosyncrasique, l'agression morbifère, la pyrexie.

Les faits de ce genre ne sont pas d'une extrême rareté, ni exclusifs à la fièvre jaune; on les retrouve dans les autres typhus épidémiques. Celui d'Europe nous en a même fourni plusieurs exemples, en 1853, aux îles du Salut (Guyane).

L'organisme humain participe donc activement à l'éclosion de la fièvre ictérode ainsi qu'à son mode d'évolution. Aussi pour bien rendre notre pensée, nous devons, comme on l'a fait avant nous, comparer le miasme fébrigène à une semence et l'économie animale au terrain où elle est ensemencée. L'on comprendra alors l'influence modificatrice de race, d'âge, de sexe, de tempérament, de tout ce qui, enfin, diversifie l'idiosyncrasie et par elle la prédisposition systématiquement niée par certains auteurs, exagérée par d'autres.

De race, disons-nous: les nègres en effet sont difficilement et très rarement pris de fièvre paludéenne cosmopolite; ils sont encore moins accessibles à la fièvre jaune. Ce n'est guère qu'en temps d'épidémie et d'épidémie meurtrière qu'ils en ressentent très légèrement les effets, le plus ordinairement sous forme de fièvre intermittente simple, bien plus rarement sous tout autre type.

Il en est de même pour eux quand, par hasard, ils contractent la « malaria ». Encore a-t-il fallu un grand concours de causes débilitantes ou une très forte infection pour assurer en eux l'imprégnation morbide ou réceptivité.

Cette condition dernière se rencontre dans l'impaludation spécifique, de préférence, quand l'élément typhogène vient s'y adjoindre pour augmenter la morbidité, à l'état d'épidémie, du typhus américain.

Cependant les nègres absorbent des miasmes autant, sinon plus, que l'homme blanc, puisqu'ils s'adonnent à des travaux rudes, agricoles ou autres, nécessitant de larges et puissantes inspirations, et qu'ils vivent plus à portée du rayonnement miasmatique.

Néanmoins, le miasme traverse leur organisme sans y laisser la moindre empreinte. Cela tient à leur système cutané qui laisse exhaler entièrement l'effluve marécageux sous d'abondantes et d'incessantes sueurs d'une part, et de l'autre à leur système nerveux beaucoup moins impressionnable qui assiste impassible au passage du principe étranger à travers l'économie.

La race cuivrée (Peaux Rouges) est aussi réfractaire à la fièvre jaune que le sont les nègres. Son immunité dépend de l'indigénat dans les rapports d'influence climatérique et d'accoutumance qu'il crée avec les constitutions. Mais elle dépend aussi de la finesse de la peau inhérente aux attributs ethnologiques. Ces mêmes qualités se retrouvent dans la race jaune voisine de la précédente ethnologiquement ; mais privée du bénéfice de l'indigénat, cette dernière est un peu moins inaccessible à la pyrexie.

Le séjour prolongé dans un pays intertropical, étranger même à tout foyer d'endémicité, correspond à l'indigénat quant à ses effets sur l'idiosyncrasie ; il agit d'une semblable manière : il confère l'immunité, avons-nous dit. Cela se conçoit et n'a pas besoin d'être démontré.

Il s'ensuit que le degré de l'immunité croît parallèlement à la durée du temps écoulé depuis l'immigration d'un individu de race blanche ayant jusque-là vécu dans un pays tempéré ou, *a fortiori*, froid, toutes choses égales d'ailleurs.

Il est en effet d'observation pratique et constante que les européens récemment arrivés dans les pays chauds où la fièvre jaune règne soit par endémie, soit par importation, sont les personnes les plus exposées à contracter cette pyrexie typhique, et que cette aptitude morbide de leur part va diminuant de plus en plus à mesure que leur séjour se prolonge dans ces contrées, pour aboutir enfin à une immunité complète et plus ou moins vite pour tel ou tel immigrant, selon les conditions favorables ou contraires à leur acclimatement individuel.

La diminution graduelle de l'aptitude à contracter le typhus américain, se traduit en temps d'épidémie par la proportionnalité différente de la mortalité chez les individus atteints. Celle-ci est en raison inverse de leur séjour dans le pays contaminé. L'épidémie de 1855 aux îles du Salut nous en a fourni une éclatante preuve.

Tous les transportés y gagnèrent le typhus, parce qu'aucun n'avait un séjour suffisant pour l'en affranchir. Mais ceux dont l'arrivée de France à la Guyane était récente, qui formaient le dernier convoi au nombre de 99, comptèrent 99 malades, sur lesquels 68 morts.

Tandis que ceux appartenant au convoi le plus ancien, qui remontait au début de la transportation en 1853, ne fournirent que 17 décès pour cent malades ; et tous les convois intermédiaires eurent une mortalité dont la proportionnalité s'éloignait d'autant de ce dernier terme, se rapprochait d'autant de l'autre terme qu'ils séjournaient depuis moins de temps dans la colonie pénitentiaire, et réciproquement. C'est pourquoi le fléau sévit avec moins de cruauté sur la garnison mieux acclimatée en général. Il va sans dire que les quelques personnes ayant un acclimatement complet, les créoles, par exemple, ou ayant eu antérieurement une atteinte sérieuse de fièvre jaune, furent épargnées, à peine effleurées.

L'immigration joue donc un rôle approprié à sa manière d'être ; mais si la prédisposition sur cette donnée est un fait acquis, l'explication qu'on en présente est insuffisante.

On a prétendu, effectivement, que l'aptitude tenait à une condition plus plastique et plus cruorique du sang chez les européens non acclimatés. Par conséquent, à leur constitution plus vigoureuse, plus ou moins pléthorique. On a allégué en faveur de cette opinion la remarque fort juste dont nous avons pu nous même vérifier l'exactitude, que dans les épidémies les personnes douées d'un tempérament sanguin fournissent le plus de victimes.

Sans aucun doute, ces conditions pléthoriques consignées dans nos écrits dès l'année 1863, sont des causes aggravantes de la fièvre jaune, en ce sens qu'elles facilitent et accroissent les congestions viscérales auxquelles donne inévitablement lieu le typhus d'Amérique. Mais la principale cause de la léthalité plus grande chez les européens non acclimatés, tient chez eux à la moindre activité des fonctions du foie et de la peau.

Or, dans les pays chauds, la peau est l'agent par excellence de l'élimination des principes morbifères ainsi que de l'excrétion des matériaux devenus étrangers à la composition de l'organisme. Elle est, conséquemment, la voie surtout offerte à l'expulsion du miasme générateur de la fièvre jaune. Et remarquons-le bien, la peau n'acquiert que peu à peu, avec lenteur, à travers beaucoup d'irrégularités, cette prépondérance d'action.

Cette domination fonctionnelle est sollicitée par l'excitation périphérique que détermine la chaleur du climat et qu'on peut comparer jusqu'à un certain point à la poussée artificielle vers la peau résultant de l'usage prolongé des bains chauds sulfureux. L'excitation finit par amener dans les deux cas des éruptions cutanées successives dont les caractères anatomiques deviennent de plus en plus importants.

Ceux-ci se retrouvent presque avec les mêmes particularités dans les effets de l'excitation par la chaleur climatérique comme dans ceux de la chaleur artificielle des bains, puisqu'ils trahissent de part et d'autre l'irritation de la peau. Voilà pourquoi l'on doit rencontrer de toute nécessité ces phénomènes d'irritation dermique chez les européens n'ayant pas succombé à la fièvre jaune au moment où leur convalescence s'établit. Nous en avons gardé personnellement les stigmates.

On conçoit dès lors que les européens, ayant la transpiration naturellement facile et un fonctionnement de la peau idiosyncrasiquement actif, soient beaucoup moins accessibles à la fièvre jaune, malgré leur défaut d'acclimatement et quel que soit l'état plus ou moins cruorique de leur sang.

C'est là ce que l'observation clinique nous a permis de constater au grand profit de la prophylaxie et de la thérapeutique de la fièvre jaune.

Ce que nous venons d'exposer touchant la peau. s'applique également au foie : suractivité des fonctions, turgescence vasculaire, ampliation de volume, etc., etc. Or, les fonctions de ce viscère important un peu méconnues et reléguées à la sécrétion biliaire avant la belle découverte de sa faculté glycogénique faite par Cl. Bernard, sont multiples et complexes ; le foie fabrique la bile, la glycose, des matières grasses, et, s'il faut s'en rapporter à Murchisson, de l'urée en majeure partie, voire même de l'acide urique. Dans tous les cas, c'est essentiellement un organe de combustion, et par suite, d'épuration du sang et de désassimitation ou comme disent MM. Charcot, Brouardel, Logerais, de désintrigation des substances albumineuse. Le foie accomplit conséquemment dans la nutrition une tâche considérable.

Dans les pays chauds, cet organe tend à remplir un rôle de moins en moins secondaire dans les fonctions hématosiques relativement aux poumons. Ce surcroît de besogne comburante incombant au foie et à laquelle il n'est nullement préparé chez l'Européen, qui passe brusquement d'un climat froid ou tempéré dans un climat très chaud, cette exagération fonctionnelle, disons-nous, ne s'établit pas sans exercer quelque trouble non-seulement dans le foie, mais aussi dans l'intestin non encore habitué à recevoir tant de bile.

Voilà pourquoi l'état saburral des voies digestives apparaît constamment chez l'européen dès les premiers temps de son séjour dans les régions équatoriales.

Lorsque l'équilibre s'est établi, les fonctions des reins et des poumons ont définitivement perdu ce qu'ont gagné les fonctions correspondantes de la peau et du foie.

On pressent par là à quel genre de lésions fonctionnelles et anatomiques doit donner lieu une atteinte sérieuse de fièvre jaune. Car si la seule influence d'un climat torride enfante de pareilles perturbations, quels désordres ne produira donc pas cette même influence aggravée d'une infection miasmatique des plus délétères ? Ici, l'organisme a non-seulement à multiplier ses efforts pour se débarasser du poison, mais encore n'a à sa disposition que des organes incomplètement et mal préparés.

En effet, les reins, ces grands moyens de dépuration ont déjà perdu de leur puissance par diminution d'emploi. De sorte que quand l'économie dans son travail éliminateur les met en jeu et les fluxionne outre mesure, ils ne peuvent dans bien des cas suffire à l'accomplissement de leur tâche. De là, aussi, l'explication des violentes douleurs lombaires que le fébricitant éprouve, ainsi que cela s'observe du reste dans toutes les pyrexies graves produites par l'infection miasmatique ou par l'intoxication virulente.

De son côté, la peau préalablement surexcitée par d'abondantes transpirations et partant très irritable, reçoit une nouvelle cause d'irritation de l'élimination miasmatique à laquelle elle doit se livrer et ses pores se ferment plus ou moins complètement en vertu de la constriction irritative des canaux sudorifères, et sans nul doute aussi de la compression de tout l'appareil sudoripare par les capillaires de la peau hypérémiée.

Voilà pourquoi, dans le typhus d'Amérique, la suppression d'urines d'une part, le défaut absolu de transpiration de l'autre, indiquent des cas presque nécessairement mortels ; et *vice versâ.*

L'excitation hépatique avec son mouvement congestif, la sursécrétion biliaire, l'état saburral des voies digestives, les nausées, les vomissements bilieux, la constipation au début. Plus tard la surirritation du foie, la résorption et la suppression de la bile, etc., la dégradation ultérieure du sang, des urines, etc., etc., s'expliquent de la même manière tout aussi facilement.

Ce n'est donc pas uniquement parce que le sang est plus fibrineux et plus cruorique chez l'européen non acclimaté que celui-ci est plus sujet à contracter la fièvre jaune ; mais bien plutôt parce qu'il n'élimine pas aussi aisément qu'il absorbe le miasme fébrigène, comme nous venons de le voir.

D'ailleurs, la preuve nous en a été fournie directement par le fait suivant : A la fin de l'année 1855, le typhus américain régnait épidémiquement à Cayenne ; un certain nombre de forçats transportés depuis peu de temps à la Guyane furent envoyés de l'établissement pénitentiaire, dit de la Comté, à l'hôpital de Cayenne comme atteints de cachexie paludéenne. Ces hommes, confiés à nos soins, étaient profondément anémiés, pâles, boursoufflés, infiltrés, etc. ; ils n'en contractèrent pas moins une fièvre jaune excessivement grave. Presque tous vomirent noir et succombèrent.

Certes, on ne peut invoquer dans ces cas la pléthore quant à la prédisposition. Ces hommes furent pris du typhus américain parce que leur arrivée récente dans les pays chauds n'avait pas encore permis au climat d'apporter à leur organisme les modifications voulues dans le fonctionnement de la peau et du foie contre l'infection paludo-typhique dont ils furent brusquement assaillis ; et avec d'autant plus de force qu'ils pénétraient dans un foyer d'épidémie en pleine activité.

Ils furent cruellement frappés du mal épidémique parce que leur constitution délabrée ne résista pas à la violence de l'attaque, surtout comparativement à la faiblesse de la réaction éliminatrice. Aussi, la pyrexie marcha très vite vers une issue funeste.

Du reste, ce n'est pas parce que les nègres ont un sang moins riche en globules ; c'est à cause, avons-nous dit, de la disposition particulière de leur système cutané qu'ils se montrent réfractaires au typhus d'Amérique ainsi qu'à la « malaria ». Les nègres, répétons-le, éliminent avec autant de facilité qu'ils absorbent les miasmes morbifères, et en grande partie par la peau. De là, absence chez eux d'accès, de crises, en un mot, de mouvements fébriles marqués, en général.

Et s'il est vrai que parmi les européens, les méridionaux qui ne sont pas sortis de leur pays et même les hommes du Nord qui ont habité quelque temps le Midi de l'Europe immédiatement avant de se rendre dans les contrées intertropicales, résistent un peu mieux en moyenne à la fièvre jaune ; il ne faudra pas davantage en rechercher la cause dans le plus ou le moins de fibrine ou de cruor de leur sang, mais dans ce que la peau et le foie fonctionnent plus activement chez eux. A en juger par la fréquence du tempérament bilieux et le grand usage des bains passé en coutume chez les populations méridionales, conformément aux exigences de leur climat. Enfin, les femmes et les enfants fournissent généralement moins de victimes à la fièvre jaune épidémique, non en vertu de l'infériorité en globules de leur sang, mais à cause de la finesse de leur peau et de la facilité avec laquelle elle fonctionne.

Ainsi, aux îles du Salut (Guyane), en 1855, aucune femme ni aucun enfant n'ont succombé à l'épidémie qui pourtant était fort grave. Une seule femme, religieuse de l'Ordre hospitalier, vomit noir ; nous parvinmes, néanmoins, à la guérir, non sans peine. Notre médication n'était pas alors définitivement constituée et ne pouvait l'être qu'avec le temps.

Quoi qu'il en soit, l'introduction dans l'économie d'un principe miasmatique qui infecte aussi puissamment et qui par suite altère à ce point toutes les fonctions selon leur degré d'importance vitale et climatérique, doit amener une prompte viciation du sang et jeter au plus vite dans un état d'adynamie complète : 1° en privant ainsi les organes de leur stimulant physiologique ou sang normal ; 2° parce que l'innervation dont la restauration est en souffrance, bientôt s'épuise dans les nombreux et grands efforts de résistance vitale, de réaction éliminatrice auxquels l'organisme se livre pour se désinfecter.

De là, dans la marche de la pyrexie, dans sa phénoménisation morbide, deux phases distinctes et en quelque sorte opposées, bien qu'elles se succèdent sans transition brusque et comme par enchevêtrement Ces deux phases réclament chacune un mode de traitement différent.

La première en date se nomme phase de début, d'invasion. Elle s'annonce, dit-on, toujours d'une façon brusque, sans prodromes précurseurs. C'est une erreur; dans la fièvre jaune comme dans toutes les pyrexies typhiques, il y a constamment une phase prodromique, plus ou moins écourtée, il est vrai, par la violence, la brusquerie de l'agression morbifère. Mais les prodromes sont encore perceptibles avec un peu d'attention dans les invasions les plus brusques et les plus graves où, comme partout, ils consistent en frissons, courbatures, légère céphalalgie, inappétence et un malaise inexprimable.

Leur seule particularité est de durer fort peu de temps ; moment précieux à saisir pour le thérapeutiste dont l'intervention a d'autant plus d'efficacité qu'elle s'exerce de meilleure heure.

La brièveté des prodromes est en raison de la gravité de la pyrexie qui s'annonce, et réciproquement. Si bien que dans la forme légère de l'impaludation spécifique emprunt'ant à la « malaria » son type intermittent, les prodromes s'allongent en un véritable stade de frissons initiaux.

Toutefois, la prolongation démesurée de ces mêmes prodromes d'apparence bénigne est un indice grave de marche insidieuse d'une fièvre jaune qui ne se démasque qu'aux approches d'une terminaison le plus souvent funeste Il faut en être averti pour la conjurer; c'est ce que nous faisons.

Lors même que les prodromes ont une durée appréciable, ils ne constituent pas la phase initiale de la fièvre jaune ; ils sont à leur tour constamment précédés d'une phase dite d'incubation dont peu d'auteurs ont parlé en faisant l'historique de cette pyrexie pestilentielle.

L'incubation s'étend depuis le moment où le miasme pénètre dans le sang jusqu'à celui où il révèle morbidement son existence.

L'incubation n'est pas contestable. Elle est rendue patente par le fait des personnes qui, fuyant à toute vapeur un foyer d'épidémie, tombent malades plusieurs jours après dans des localités saines et très distantes.

Citons encore le fait suivant, entr'autres : en 1852, la fièvre jaune était à la Guadeloupe (Antilles) ; le navire-hôpital l'*Armide* s'y arrête, y prend des passagers dont aucun ne présentait les atteintes du typhus d'Amérique, repart, et cinq jours après, en pleine mer, la fièvre jaune y éclate et bientôt devient épidémique.

Pour n'être pas toujours appréciable, l'incubation n'en existe pas moins. ne manque jamais quoiqu'on en ait dit, dans les cas même où sa très courte durée pourrait, comme pour les prodromes, la faire ignorer et la faire révoquer en doute; son extrême brièveté est également un indice grave d'intoxication puissante. Cela se comprend aisément.

L'invasion de la maladie sans prodromes apparents se nomme, on le sait, invasion brusque. Elle dénote une réceptivité très grande, une susceptibilité très vive, une intolérance très développée, et par dessus tout, une forte dose d'infection, corrélativement à l'idiosyncrasie en jeu.

Nous n'avons pas l'intention d'écrire la symptomatologie du typhus d'Amérique ; nous sortirions du cadre que nous nous sommes délimité. Mais, afin de mieux faire saisir la médication de notre choix, exposons sommairement ceci :

Aucune substance, serait-elle assimilable, ne peut s'introduire dans l'économie sans entrer en conflit avec la fibre vivante. A plus forte raison en est-il ainsi quand elle ne doit pas faire normalement partie de l'organisme. Tel est le cas du miasme générateur de la fièvre jaune. Il y a donc à la fois imprégnation morbide et résistance vitale, c'est à-dire action et réaction; la première précédant la seconde ; mais toutes deux invinciblement liées l'une à l'autre. Celle là est le fait du principe fébrigène agent d'agression anti-vitale, celle-ci est l'œuvre du corps vivant qui résiste et réagit contre l'agression. Sans quoi, il y aurait cadavérisation immédiate et non pas pyrexie.

Il y a donc action et réaction combinées. Leur ensemble constitue la pyrexie qui se traduit à nos sens par certains signes, les uns toujours les mêmes et comme tels, communs à toutes les fièvres essentielles, parce qu'ils témoignent de la lutte, quelle qu'elle soit, engagée entre les parties. Ils n'ont donc rien de spécial à la fièvre jaune, bien qu'ils prennent la plus large part à sa phénoménisation. Les autres lui sont plus particuliers parce qu'ils expriment la particularité de l'attaque en rapport avec son agent fébrigène spécial et le mode de réaction inhérent aux idiosyncrasies frappées spécifiquement ; abstraction faite de leurs modifications individuelles.

Les symptômes communs comprennent : 1° les phénomènes d'impression morbide anti-vitale, consistant d'une part, dans l'excitation des fonctions de la vie nutritive qu'anime le tri-splanchnique et qui a son foyer central dans l'appareil digestif et ses annexes ; de l'autre, dans la dépression correspondante des fonctions de la vie de relation. L'exaltation nerveuse ganglionnaire, faite au détriment de l'innervation cérébro-rachidienne, appelle dans les viscères où elle s'exerce, l'hypérémie. D'où, dans la fièvre jaune, le mouvement congestif du foie, de la rate et des intestins.

2° Les phénomènes de la réaction générale conservatrice provoquée par le consensus morbide; phénomènes ultra-vitaux personnifiés dans le mot fièvre. Ils représentent l'exaltation de toutes les fonctions dévolues à l'animalité, une excitation générale, conséquemment ; mais à différents degrés selon les divers cas, et avec une répartition plus ou moins égale dans ces fonctions.

3° Enfin, les phénomènes d'élimination miasmatique, conséquence des précédents, complètent l'évolution de la pyrexie typhique dans sa période d'invasion et ouvrent la marche à la phase suivante dite d'adynamie. Ils se caractérisent par les effets observés sur les organes sécréteurs et excréteurs où se fait le travail d'expulsion, d'épuration.

Esquissons maintenant à grands traits les phénomènes propres afin de bien éclairer notre thérapeutique.

La particularité dominante incombe au foie dont nous avons fait ressortir la prépondérance fonctionnelle climatérique ; préalablement tenu dans un état de subirritation par la suractivité de son fonctionnement et de ses conséquences, cet important viscère, à l'avènement de la pyrexie, fait l'office d'une véritable épine métaphysique, attire vers sa trame cellulo vasculaire une majeure partie du sang qui, lors des frissons initiaux, afflue vers l'appareil digestif et ses annexes.

D'où la réplétion exagérée des vaisseaux hépatiques et l'engorgement de ce viscère détournant à son profit et au détriment du grand diverticulum, la rate, l'afflux intrà-viscéral du sang. Il en résulte une ampliation de volume et un véritable regorgement qui s'étend au duodénum et à l'estomac, organes avec lesquels le foie a les connexions vasculaires et nerveuses les plus intimes.

De là, la vive douleur ressentie à l'épigastre et aux hypocondres, mais avec prédominance du côté droit. De là, aussi, le refoulement en haut du diaphragme, la compression des poumons et les phénomènes de toux, oppression, etc., par lesquels elle s'exprime.

De même, s'expliquent les nausées fréquentes, les vomissements abondants, réitérés, dès qu'ils s'établissent à la suite des nausées. Les uns et les autres d'une apparition prompte, d'une exécution de moins en moins pénible, qui aboutit à la fin à une sorte de regurgitation indolente et persistant au milieu des transformations successives de la matière vomie : muqueuse, puis bilio-muqueuse, bilio sanguine, sanguine en dernier lieu et profondément altérée dans le vomissement noir de la seconde période.

De ce mouvement congestif, exagéré, qui se maintient dans le foie et par extension dans l'estomac, dérive l'explication de bien d'autres particularités phénoménales dans le détail desquelles nous ne pouvons entrer Notons, entr'autres, le peu d'ampleur soutenue dans le mouvement d'expansion périphérique de la fièvre ; en un mot, sa chûte prompte, d'autres causes aidant, la passivité croissante des congestions viscérales, quelles qu'elles soient, où les fonctions sont entravées et parfois abolies comme dans les reins, le cerveau, etc. Il en résulte une période d'invasion généralement fort courte comparée à la phase subséquente d'affaissement, d'adynamie.

Dans la période d'invasion de la fièvre jaune caractérisée par la réaction fébrile éléminatrice escortée de ses impédimenta, il faut donc au point de vue du traitement déférer aux indications générales ayant trait au mouvement fébrile phlogistique comme dans les autres pyrexies, et aux indications particulières en rapport avec la nature spéciale de cette fièvre pestilentielle.

Le but que le praticien se propose de remplir est la désinfection prompte, facile et complète de l'économie intoxiquée ; il n'a donc qu'à favoriser les efforts que celle-ci fait dans la même intention; aider par conséquent à la réaction éliminatrice, la soutenir au besoin, prévenir ses écarts, la diriger sûrement dans les voies des sécrétions, surtout vers celles que l'influence du climat présente en première ligne à l'épuration : la peau et le foie. Mais avant tout, le cas échéant, modérer la réaction fébrile qui presque toujours exagérée au début, congestionne trop souvent les organes cutanés, cérébraux et néphrétiques avec trop de force.

Cela fait que cette réaction est bientôt épuisée ; l'élimination est rendue difficile, presque impossible. Conséquemment, la période d'adynamie arrive beaucoup plus vite, est plus intense et la mort en est la suite, ordinairement la plus fréquente.

Nous avons vu de la sorte mourir aux îles du Salut un surveillant de 1re classe en moins de vingt-quatre heures. C'est, il est vrai, le seul exemple d'une mort aussi rapide dans le nombre considérable des personnes traitées par nous à la Guyane et aux Antilles. Rarement succombaient-elles avant le troisième nyctémère. D'ordinaire, la mort n'arrivait que le quatrième ou le cinquième jour, selon la remarque faite du reste par tous les observateurs.

Mais il ne suffit pas de contenir le mouvement de réaction fébrile dans les bornes voulues pour éviter toute congestion anormale, et de le diriger vers les organes éliminateurs dans la juste mesure que commande le travail de dépuration libre et facile ; il faut assurer à ce travail ses moyens d'exécution, notamment du côté de la peau, des voies digestives et des reins ; prévenir ou détruire leur obstruction, écarter ainsi les obstacles à la marche régulière de la pyrexie, en simplifier l'évolution ; il convient enfin de se prémunir contre les effets dyscrasiques dont le développement dans le vomito-negro amène l'adynamie avec beaucoup de rapidité.

Toutes les fois donc qu'il est permis d'assister au début de la maladie, on doit administrer un purgatif salin si la fièvre jaune présente, comme dans la plus grande communauté des cas, un caractère marqué de phlogose, d'hyperthermie.

Le sulfate de soude sera préféré à tout autre minoratif. Le sel de soude a une action plus douce que le sel correspondant de potasse. Considération sérieuse par rapport à la susceptibilité de l'estomac irritativement éveillée. Comparé au sel analogue de magnésie, il a une saveur moins répugnante, provoque moins de dégoût par suite, moins de nausées et de tendance aux vomissements ; chose importante, puisque pour agir sur la masse intestinale, le purgatif doit être préalablement toléré par l'estomac.

A ces raisons s'en ajoutent d'autres non moins déterminantes : Les sels alcalins entrent bien davantage que les alcalino-terreux dans la composition du sang par lequel la vie s'alimente, et les sels de soude composent presqu'exclusivement l'élément salin de la bile par laquelle se produit l'ictère, si constant dans la fièvre jaune, qu'il en devient un signe en quelque sorte pathognomonique.

Or, les minoratifs agissent sur les intestins dans l'acte de la purgation, en y déterminant un double courant endosmo exosmotique d'où résultent leur absorption et leur passage dans le sang, la bile, etc.

La présence des sels alcalins y est absolument nécessaire; et l'on sait que les sels entrant dans la constitution normale du sang sont diminués dans la fièvre jaune, comme dans toutes les pyrexies typhiques, et qu'il faut les restituer au liquide sanguin si l'on veut rétablir l'état normal ou de santé, but de toute médication rationnelle; en particulier, s'opposer à la suffusion sero sanguine mélangée d'ictère ou, tout au moins, y porter remède.

Quoi qu'il en soit, en débutant par l'emploi immédiat du sulfate de soude, nous nous proposons de provoquer l'évacuation, au dehors, de la bile versée en surabondance dans l'intestin duodénum d'où le mouvement anti-peristaltique morbide la porte dans l'estomac où elle fait ainsi naître une certaine irritation qui se traduit par un état saburral des voies digestives. Le purgatif a pour mission d'y remédier.

Il produit, en effet, irritativement sur l'intestin grêle une fluxion passagère aussitôt suivie de la cessation du mouvement anti-péristaltique vers l'estomac, et du retour du mouvement péristaltique dans la masse intestinale. Cela met fin aux nausées, fait obstacle aux vomissements.

En même temps, cette fluxion sert quelque peu de dérivatif à celle du foie et concourt à décongestionner cet organe aussi grandement vasculaire. De ce fait, le cours de la bile est rétabli, la sécrétion intestinale activée, la constipation vaincue et la voie à l'élimination miasmatique par l'intestin ouverte. La symptomatologie et la thérapeutique sont donc en parfaite concordance.

L'action topique et dynamique du purgatif salin est, on le voit, d'une portée considérable. Mais son accomplissement rencontre beaucoup de difficulté dans le peu de tolérance de l'estomac à l'égard du minoratif. Pour obvier à cet inconvénient, nous fûmes amené à apporter quelque changement dans le mode d'administration du remède.

Au lieu de continuer à le donner en solution très concentrée et à doses massives, ce qui nous faisait courir le risque de le faire rejeter par l'estomac déjà surexcité, nous en étions venu peu à peu à l'administrer en solution plus étendue, sous forme d'eau de sedlitz et par demi-verre à la fois, soit environ un dixième de litre, jusqu'à concurrence de quatre, cinq ou six demi-verres ou prises selon le sexe et le cas, chez un adulte; de manière à restreindre la dose du sel dissous et ingurgité à la somme totale de vingt, vingt-cinq ou trente grammes sur cinq cents grammes d'eau chargée de gaz acide carbonique ou, à défaut, d'eau pure.

En procédant de la sorte, nous nous exposions comme précédemment à voir la première prise rejetée dans un effort de vomissement Mais cette perspective était loin de nous déplaire; attendu que par cet acte l'estomac se débarrasse des saburres et de la bile contenues dans sa cavité, et de plus, procure une légère sédation antiphlogistique fort avantageuse.

Loin de nous, la pensée de faire de ce moyen un mode systématique de traitement, à l'imitation de ceux de nos confrères qui ont érigé les vomitifs en méthode générale contre la fièvre jaune. Méthode vicieuse, exclusive, dépassant toujours le but, et néfaste par sidération. Il faut au contraire éviter le plus possible de faire vomir le patient; et toutes les précautions dont nous entourons l'emploi du purgatif salin, comme on vient de le voir, ne tendent qu'à ce résultat si mal aisé à obtenir dans cette pyrexie.

C'est pour y arriver que nous espaçons les prises et laissons de l'une à l'autre un intervalle d'une demi-heure au moins, d'une heure au plus selon le plus ou moins de susceptibilité gastrique. De même l'adjonction du gaz acide carbonique à la solution sulfatée, nous permet de faire concourir l'action sédative de ce gaz à calmer l'irritabilité de l'estomac; pendant que par la dilution modérée du sel de soude et le fractionnement de la dose nous parvenons à ménager la susceptibilité de l'organe viscéral sans tomber dans une dilution trop étendue, laquelle aurait rendu l'action purgative très difficile ou nulle.

Ici, se place une remarque importante que l'expérimentation nous a utilement suggérée : Les doses massives prises, coup sur coup, à des intervalles très-rapprochés, distants à peine de quelques minutes, ne sont pas du tout nécessaires pour produire la purgation. Nous l'obtenons aisément au moyen d'une quantité totale moindre de moitié, sinon des deux tiers, de celle banalement prescrite. A la seule condition de la donner à dose très-réfractée, en solution moyennement concentrée et jusqu'à effet produit. En ayant soin de distancer les prises selon les limites de temps indiquées plus haut d'après le degré de la tolérance stomacale.

Ce procédé est applicable à la thérapeutique de la fièvre jaune lors du second jour, parfois même, lors du premier jour de traitement quand l'intolérance exceptionnelle de l'estomac nous y oblige.

Voici en quoi il consiste : Pour un adulte nous faisons dissoudre quinze grammes de sulfate de soude dans deux cents grammes d'eau, et donnons cette solution par cuillerées, une à une, de demi-heure en demi-heure.

Généralement vers la septième ou la huitième cuillerée, rarement plus tôt, quelquefois plus tard, l'action purgative commence à se produire; dès ce moment les cuillerées suivantes ne sont prescrites qu'à une heure d'intervalle l'une de l'autre, ou sont suspendues, selon les résultats acquis.

Lorsqu'au début de la pyrexie il n'y a pas de constipation ou qu'on n'intervient qu'après qu'elle a cessé, le dernier mode de purgation est seul convenable. Il doit être, en pareil cas, substitué de prime-abord au mode précédent au lieu d'y faire suite. Parce que si le premier aux doses plus massives de demi-verre par prise, met davantage en jeu l'action topique dont la nécessité se fait mieux sentir en cas de constipation, le second mode, n'ayant pas à déférer à cette indication particulière, offre le précieux avantage d'exposer beaucoup moins à susciter les vomissements, d'avoir une action locale plus douce, plus soutenue, plus facile à régler, de se prêter mieux à l'absorption du sel ingéré et de favoriser ainsi son action dynamique autrement grande.

N'oublions pas, en effet, que nous n'avons point affaire à une maladie circonscrite dans l'appareil des voies digestives, mais à une maladie générale, à un véritable empoisonnement paludo-typhique dont les phénomènes gastro entero-hépatiques ne sont qu'une de ses localisations, quelle qu'en soit la prépondérance, et sans qu'il y ait une corrélation absolue entre l'état local et l'état général.

Nous prescrivons, par conséquent, le sulfate de soude à dose très réfractée d'après le second mode en premier ou en second lieu selon le cas, autant pour développer son action générale consécutive à l'absorption, que pour exercer ses effets locaux sur l'intestin.

C'est pourquoi la rencontre fortuite de la diarrhée au début de la pyrexie ne contr'indiquerait pas pour nous, par elle seule, l'emploi de la solution sulfatée sodique administrée avec les ménagements qu'elle comporte. Du moins pendant le premier jour du traitement.

Effectivement, dans les conditions de dose faible, diluée et fractionnée où cette solution est prescrite, on aurait de la peine à y découvrir une action irritative quelconque sur l'intestin. Nous nous sommes alors demandé comment elle agissait pour produire ses effets purgatifs ; avec d'autant plus de raison que nous obtenons ces mêmes résultats quand nous employons une solution contenant huit ou dix grammes seulement de sulfate de soude dans cent cinquante grammes d'eau pure ; et nous les obtenons souvent dès la cinquième ou la sixième cuillerée.

Qu'ils soient dus à une sursécrétion intestinale, cela n'est pas douteux. Mais, comment le sel de soude ainsi administré amène-t-il la surexhalation séreuse dans l'intestin ? De toutes les explications proposées, nous préférons celle qui s'appuie sur une affinité élective d'action du minoratif pour la muqueuse intestinale, mais du minoratif absorbé, passé dans le sang et excrété ensuite dans et par l'intestin.

S'il en est ainsi, et tout nous porte à le croire, la purgation par ce procédé se produirait d'une façon différente de celle qu'on obtient par le procedé des doses massives ; et il ne serait pas du tout indifférent d'adapter l'un ou l'autre au traitement de la fièvre jaune commençante. Cette considération s'ajoute au contraire à toutes celles que nous avons fait valoir en faveur du discernement qu'on doit apporter dans le choix du mode a suivre.

Les indications auxquelles on satisfait au moyen du sulfate de soude sont donc multiples et quelque peu diversifiées par le genre d'emploi du remède.

Son utilité comme purgatif agissant par doses peu fractionnées devient d'autant moins opportune qu'on intervient à une heure moins rapprochée de celle de l'invasion. Et elle s'évanouit d'autant plus vite que la pyrexie affecte dès le commencement une marche plus rapide, indice d'une forte intoxication, en général. Or, l'état d'épidémie sous lequel la fièvre jaune règne le plus communément lui donne de préférence ce caractère et cette allure.

D'un autre côté, la forme insidieuse que la pyrexie

revêt maintes fois, dérobant à la vue ses premiers pas, rend aussi l'intervention souvent tardive et fait perdre au purgatif agissant par doses peu réfractées, de son opportunité ; ou même le contr'indique. Parce qu'il est hyposthénisant ; et il ajouterait, dès lors, à l'hyposthénie survenue depuis. Au lieu de se borner à calmer la phlogose réactionnaire dont la fougue initiale est si vite épuisée.

Il en résulte que lors du premier jour de traitement, le purgatif opérant par doses très réfractées est d'une application plus générale en temps d'épidémie. Dès le moment où nous l'avons expérimentalement reconnu, notre méthode y a trouvé un des principaux éléments d'efficacité désormais assuré. Malheureusement, notre découverte ne pouvant se faire, *ex abrupto*, a été quelque peu tardive.

Mais la médication du premier jour embrasse d'autres moyens qu'on doit associer, selon les convenances, au purgatif salin. Ils comprennent : les émissions sanguines, les fomentations émollientes, les lotions cutanées, les dérivatifs locaux, les boissons acidulées et les lavements.

Passons-les successivement en revue et étudions-les avec soin.

En leur qualité d'agents déplétifs, spoliatifs, les émissions sanguines prennent naturellement place à côté du purgatif salin dont l'action est également déplétive, spoliative. Avec cette différence, toutefois, qu'ici la déplétion est restreinte à la partie séreuse du sang, tandis que par la saignée soit locale, soit générale, la spoliation, la déplétion s'adresse à la crase du sang tout entière

Dans la fièvre jaune le besoin de désemplir de proche en proche les vaisseaux des organes congestionnés se fait généralement sentir dès le commencement de l'évolution pyrétique. Le praticien est, dès lors, obligé de recourir aux émissions sanguines locales que nécessite par ailleurs la pléthore sous laquelle gît d'ordinaire plus ou moins, mais non toujours, le fébricitant.

Ces moyens de spoliation sanguine poussés jusqu'à l'exagération systématique ont été longtemps en grand honneur dans la pratique coloniale qu'inspirait le Broussaisisme. L'abus qu'on en a fait autrefois les a plongés dans un discrédit non moins exagéré ; ils sont utiles, à la condition d'être employés avec discernement, modération, et dans ces limites restreintes sont-ils rarement contr'indiqués. Nous en avons retiré de grands avantages pour le succès de notre médication. Parce que, bien avisé à l'époque, nous avions adopté le procédé de l'écoulement sanguin continu dont nous avons fait plus tard une application tout aussi heureuse au traitement d'autres pyrexies, de la fièvre typhoïde, par exemple, quand nous avions à faire face à la même indication, c'est-à-dire à la déplétion vasculaire d'un ou de plusieurs organes congestionnés.

Or, dans la fièvre jaune le mouvement congestif est constant, il ne s'arrête pas aux viscères digestifs ; il se répand, par réaction fébrile, sur d'autres organes. Notamment sur l'encéphale et les reins qu'il fluxionne d'abord activement. C'est donc vers ces organes qu'il faut diriger les émissions sanguines, et de préférence vers la région encéphalique.

On peut même s'en tenir à ce dernier lieu d'élection; sauf indications particulières; et se dispenser, en conséquence, d'en pratiquer conjointement sur les régions de l'hypocondre droit ou des lombes. Pourquoi, par exemple, choisirait-on la région de la peau correspondant au foie? Puisque la circulation cutanée en ce point n'a pas de connexions vasculaires immédiates avec le système de la veine-porte dont le foie est le grand tributaire.

L'application qu'on y ferait d'une émission sanguine n'offrirait aucun avantage particulier. Elle y serait même moins aisée que si elle avait lieu aux apophyses mastoïdes. En outre, à cause de l'enchaînement et de la solidarité des deux systèmes circulatoires, la déplétion opérée sur l'un d'eux irradie sur l'autre, de telle sorte qu'en décongestionnant le cerveau, par exemple, on décongestionne immédiatement le foie, les reins, etc.

De plus, en opérant à la région cranienne on agit plus directement sur l'encéphale dont l'hypérémie est précisément la plus grave des congestions viscérales, toutes proportions gardées, et réclame une déplétion plus immédiate.

Sauf, par conséquent, le cas d'une douleur ressentie avec trop d'acuité, nous renoncerions à appliquer des sangsues à l'hypocondre droit ; lors même que la tuméfaction excessive du foie appellerait une forte déplétion vasculaire de cet organe. Nous n'aurions alors qu'à insister davantage sur les moyens propres à le désobstruer : Sulfate de soude, sangsues aux mastoïdes en plus grand nombre et autres moyens que nous indiquerons successivement.

Le procédé de l'écoulement sanguin continu est indépendant du siège où on l'applique. Il se pratique de la même manière sur toutes les régions cutanées, quelles qu'elles soient. Néanmoins, appliqué aux apophyses mastoïdes, il permet d'arrêter avec plus de facilité le saignement par les piqûres des sangsues, au moyen de la compression hémostatique exercée en ce lieu sur une surface sous-cutanée osseuse offrant un point d'apui solide.

Pour toutes ces raisons, la région mastoïdienne doit être généralement préférée comme siège des émissions sanguines locales dans le traitement de la fièvre jaune. Mais si les sangsues posées aux mastoïdes désemplissent de proche en proche les vaisseaux congestionnés de l'encéphale, le mouvement congestif de la réaction fébrile tend sans cesse de son côté à les remplir.

A cet afflux incessant d'une certaine durée il faut donc opposer un écoulement sanguin continu, c'est-à-dire un écoulement ne se bornant pas à succéder à une seule application de sangsues, mais qui résulte au contraire de plusieurs applications successives et assure la déplétion vasculaire sans entraîner une trop forte déperdition de sang.

Tel est l'avantage de notre procédé convenant aussi bien à d'autres pyrexies.

Notre mode opératoire est préférable à celui qui consisterait à apposer en une seule fois un plus grand nombre de sangsues même avec la restriction compensatrice d'arrêter plus tôt le saignement par les piqûres. Car, si la quantité de sang retirée était la même dans les deux procédés, le résultat thérapeutique obtenu ne serait pas du tout semblable dans les deux cas.

Dans le premier on aurait dégorgé en plus grande proportion l'encéphale pendant le temps très court de la succion pratiquée par les sangsues, mais sous l'action fébrile persistante le raptus sanguin se serait vite reformé. Cet inconvénient grave a beaucoup plus de chance d'être évité par notre procédé d'écoulement du sang faible d'une part, continu de l'autre, c'est-à-dire ayant une action plus persistante et ne déterminant pas de grande spoliation.

Cependant pour éviter cet écueil il ne faudrait pas faire preuve d'une parcimonie intempestive et tomber dans l'excès contraire d'une spoliation insuffisante. En présence surtout d'un raptus sanguin dont la rapidité accroît le développement et le porte souvent à l'excès dans la fièvre jaune débutante. La sagacité du médecin le guidera entre ces deux extrêmes également fâcheux. De manière qu'il procure ni plus ni moins la déplétion vasculaire exigée pour chaque cas particulier où se fait l'émission sanguine.

La quantité de sang à soustraire varie nécessairement d'individu à individu selon le degré de la congestion viscérale, toutes choses égales d'ailleurs et abstraction faite de ses rapports avec les conditions d'âge, de sexe, de tempérament, de pléthore et autres influences modificatrices dont on doit tenir grandement compte.

En ne perdant pas de vue que dans la thérapeutique de la fièvre jaune il faut être sobre d'émissions sanguines et n'y recourir qu'en cas de nécessité bien manifestement démontrée

La perte de sang qu'elles occasionnent est réglée par le nombre des sangsues qu'on emploie en fractions successives; et à nombre égal de ces agents déplétifs par la durée de l'écoulement résultant de leurs piqûres; enfin à durée égale de l'écoulement par la force avec laquelle il s'effectue; toutes circonstances qu'un médecin judicieux saura apprécier.

Toute soustraction de sang dépassant le but serait désastreuse ; il vaut donc mieux rester en deça qu'aller au-delà de la quantité à soustraire. Voilà pourquoi la saignée du bras, si difficile à déterminer, ne convient guère au traitement de la fièvre jaune, pas plus du reste qu'à celui de sa congénère dans les pays chauds, la malaria ; de là l'obligation de s'en tenir aux applications de sangsues et d'adopter de préférence notre procédé.

En outre, l'émission sanguine, même réduite à sa plus simple expression sera d'autant moins opportune qu'on aura tardé davantage de l'utiliser, parce qu'on aura plus de peine à dissiper par ce moyen un mouvement congestif ayant eu le temps de pousser de fortes racines dans la trame vasculaire du tissu parenchymateux. Et elle n'est véritablement utile, au besoin, que lorsqu'on peut la pratiquer dès les premières heures de la période d'invasion.

Voici comment on l'établit à la région mastoïdienne entr'autres.

On pose un petit nombre de sangsues à la fois : deux, quatre ou six, selon les exigences, à l'une quelconque des deux apophyses mastoïdes. On laisse couler les piqûres dont on facilite le saignement par des lotions fréquentes avec de l'eau tiède. Dès qu'il se ralentit on pose à l'autre mastoïde le même nombre de sangsues. On agit ensuite comme précédemment. Puis, on revient au premier lieu d'application en maintenant ou en diminuant, selon les effets produits, le nombre des sangsues appliquées.

On continue de la sorte en alternant de l'une à l'autre mastoïde pendant trente-six heures, au plus. Selon les circonstances, en employant par progression décroissante une somme totale de sangsues qui varie pour un adulte de vingt à quarante. Jamais au-delà. Afin de ne pas ôter à l'écoulement sanguin continu son caractère essentiel d'être à la fois peu abondant et de se produire sans interruption.

S'il fallait en venir très exceptionnellement à une déplétion vasculaire abondante et rapide en même temps, il vaudrait mieux pratiquer la saignée ainsi que nous avons été contraint de le faire dans des cas de pléthore excessive.

La saignée comme toute déperdition copieuse de sang amène de suite un peu de sudation, parce qu'elle diminue l'hypérémie des capillaires de la peau. A ce point de vue la saignée est un bon moyen. Elle agit par la même circonstance contre les congestions cérébrales et antres. Mais elle a l'inconvénient d'affaiblir précisément de cette manière les effets de son action déplétive en la disséminant sur tous les organes, et cet autre de soustraire d'emblée beaucoup de sang, partant de diminuer les forces radicales et avec elles la puissance de réaction si nécessaire à l'entière évolution de la pyrexie, en dernier résultat de rendre l'asthénie plus complète pendant la période adynamique, d'en assombrir le caractère, d'aller conséquemment contre le but final de la médication.

Aussi la saignée est formellement contr'indiquée dans le traitement de la fièvre jaune, et sauf le cas spécifié plus haut faut il s'en abstenir. On sait du reste qu'il faut être avare d'émissions sanguines dans la pathologie des pays chauds.

Lors même qu'on est dans l'obligation d'ouvrir la veine, doit-on ne faire qu'une émission peu abondante, une petite saignée. Avec d'autant plus de raison que la saignée, mesure anti-pléthorique, avant tout, ne saurait dispenser des émissions locales essentiellement anti-congestives qu'elle remplacerait très imparfaitement.

Disons enfin qu'une congestion viscérale réclamant au plus haut point la déplétion des vaisseaux ne commanderait pourtant pas l'émission sanguine, même réduite à l'application d'un très petit nombre de sangsues, s'il existait par ailleurs des contr'indications formelles à toute déperdition de sang.

On suppléerait alors aux sangsues par l'emploi d'autres agents anti-congestifs n'entraînant pas par eux-mêmes de soustraction de ce liquide. Tels sont les dérivatifs cutanés parmi lesquels nous choisissons les ventouses sèches, les sinapismes ou les cataplasmes si-napisés, selon les convenances locales.

Mais au-dessus de ces moyens accidentellement par nous employés, nous plaçons, comme succédanés des émissions sanguines. les agents anti-congestifs suivants, dont nous faisons un usage général constant. Nous voulons parler des lotions et des fomentations anti-phlogistiques ; leur mode d'action diffère de celle des dérivatifs cutanés. Ceux ci, par une sorte de fluxion artificiellement produite attirent vers la peau de l'endroit où on les pose le sang accumulé autre part. C'est ainsi qu'ils décongestionnent.

Les lotions et les fomentations agissent au contraire d'une façon analogue à celle des sangsues. Avec cette différence qu'elles désemplissent les vaisseaux des couches superficielles aux couches profondes de proche en proche, sans faire subir de perte de sang. Elles sont déplétives, mais non spoliatives.

Quelle que soit la partie du corps où on les applique, à plus forte raison quand c'est à la région cranienne, au lieu d'employer l'eau glacée ou simplement l'eau froide, nous nous servons pour nos lotions et nos fomentations de l'eau légèrement tiède.

Avec Trousseau nous professons que les réfrigérants par leur action astrictive directe ne font que refouler le sang des capillaires de la région extra-cranienne vers les centres nerveux dont ils augmentent ainsi la congestion. D'ailleurs, les réfrigérants ne sont pas diaphorétiques, ils entravent plutôt la sudation.

Or, ne perdons pas de vue que la diaphorèse est l'indication principale à remplir dans la thérapeutique de la fièvre jaune. Comme du reste dans le traitement de toute pyrexie où il y a un principe morbide à éliminer.

Nous appliquons donc sur le sommet de la tête des compresses imbibées d'eau à peine tiède qu'on renouvelle fréquemment, à mesure que la chaleur dégagée de la partie les a échauffées et desséchées.

Les fomentations épicraniennes ont le grave inconvénient d amener une prompte dessiccation et d'obliger à un renouvellement incessant des compresses. Sinon, d'en augmenter l'épaisseur et par suite leur lourdeur incommode et fatigante sur la tête. A moins qu'on en assure la constante imbibition par l'installation d'un appareil à jet continu d'eau attiédie, mais dont le bon emploi exige une surveillance assidue et intelligente pour maintenir l'uniformité de ses effets qui est la condition indispensable.

Aussi, proposons-nous comme tout autant avantageuses et plus faciles les simples lotions faites avec un linge légèrement imbibé d'eau à peine tiède que l'on promène de dix en dix minutes, ou de quart-d'heure en quart-d'heure, selon les degrés de la phlogose, largement sur le front, le synciput et les tempes.

Afin de procurer par l'évaporation du liquide un frais qui en soutirant du calorique aide à la déplétion des vaisseaux cérébraux sans nuire à la sudation. Loin de là; il la favorise plutôt, en modérant l'hyperthermie locale et diminuant ainsi l'hypérémie des capillaires de la peau qui y faisait obstacle.

Ces lotions doivent être faites sans interruption pendant tout le temps jugé nécessaire, de concert avec l'écoulement sanguin continu, et même un peu au delà de la durée de ce dernier.

La suppression des lotions coïncide, on le devine, avec l'avènement de la période adynamique. Elle ne doit jamais être brusque, mais toujours se faire d'une façon graduellement décroissante. Il en est de même des fomentations épicraniennes. Ces dernières doivent être réservées aux cas de chaleur exubérante portée à un très haut point, et réclamant au plus vite, d'emblée une très grande soustraction de calorique. Ce résultat obtenu, on peut les remplacer par les lotions.

Nous ne nous contentons pas de lotionner la partie supérieure de la tête ; nous lotionnons en même temps la peau des autres régions du corps pour en obtenir des effets anti-phlogistiques plus grands. Ces lotions étendues à une vaste surface tégumentaire et non point localisées en tel ou tel siège plus ou moins restreint sont faites avec une éponge imbibée d'eau à peine tiède en suffisante quantité pour bien humecter la peau.

On promène l'éponge avec assez de fréquence pour combattre efficacement l'aridité et la chaleur âcre, mordicante du derme hypérémié. On se propose d'arriver par ce moyen à calmer la phlogose cutanée et par là tempérer la phlogose générale liée à celle du tégument externe, sans l'abattre entièrement.

L'anéantissement nuirait à la réaction fébrile éliminatrice essentiellement nécessaire à l'évolution de la pyrexie. Comme cela se produisait maintes fois à la suite des immersions dans l'eau glacée tant préconisées par le docteur Amic aux Antilles. Au grand détriment des malades, croyons-nous.

En effet, pour peu que ces immersions se prolongeassent, une sidération profonde plus ou moins néfaste succédait à la réaction complètement abolie. Ou, si elles étaient de très courte durée, elles provoquaient à la sortie du bain une recrudescence démesurée et non moins fâcheuse dans le mouvement de réaction fébrile, lors, surtout, que celui-ci n'avait pas besoin d'être ranimé.

Ce n'est qu'en remplissant cette dernière indication, en face d'un péril imminent pour la vie du malade, que malgré les dangers de son exécution, l'immersion sus-énoncée a donné à mes confrères de bons résultats, à l'occasion.

Aujourd'hui, avec la théorie thermique et l'œil exclusivement fixé sur le thermomètre, les immersions réfrigérantes reprennent faveur dans la cure des fièvres, de la fièvre typhoïde en particulier, où à l'imitation de Brand et d'autres allemands on se prépare de la sorte de nombreux déboires.

Mieux entendues les lotions d'eau légèrement tiède n'ont ni l'un ni l'autre des inconvénients relatés ci-dessus. Elles sont tempérantes, anti-phlogistiques, amènent par l'évaporation à la peau une légère diminution dans la chaleur morbide, et par cette détente rappellent ou accroissent la sudation. Elles réalisent de cette façon un effet thérapeutique de la plus haute importance. Elles sont par conséquent d'un précieux secours contre la fièvre jaune. C'est pour le même motif que les mulâtresses des Antilles pratiquent avec tant de sagacité sur toute la surface du corps des frictions avec le citron. Elles ont à nos yeux le tort seulement de les employer avant l'heure propice.

Ce n'est pas, effectivement, au début de l'invasion que dans la fièvre jaune la peau a besoin d'être stimulée par des frictions destinées à venir en aide à la diaphorèse. Mais plus tard.

Quoi qu'il en soit, il est une région, celle de l'abdomen, où les fomentations émollientes maintenues à demeure seront préférées aux simples lotions cutanées. Elles ont une action anti-phlogistique puissante, durable, ne se bornant pas au lieu d'application mais se faisant sentir sur toute l'économie et plus particulièrement sur les centres nerveux encéphaliques. C'est à considérer.

Du reste, depuis quelque vingt ans, nous avons appelé l'attention du monde savant sur la corrélation intime qui existe constamment entre la phlogose de l'abdomen et celle de l'encéphale :

Nous avons toujours constaté qu'avec la chaleur âcre, mordicante du ventre, où la calorification a ses assises, coïncide une congestion sanguine des centres nerveux avec chaleur brûlante à la tête, subdélirium, etc., et qu'en dissipant la phlogose de l'abdomen on met par cela même fin à la phlogose cérébrale. Aussi, avions-nous employé ce moyen avec beaucoup de succès, à la Guyane, en Cochinchine et autres lieux, contre les cas graves de la fièvre cosmopolite des marais.

L'impaludation spécifique de la fièvre jaune offrant toujours un certain caractère de gravité, il est dès lors tout naturel qu'on y rencontre habituellement la phlogose concomitante et corrélative de la tête et du ventre.

De là découle la légitimité d'emploi des fomentations abdominales pour combattre l'aridité de la peau, faciliter la diaphorèse et par suite l'élimination, mais surtout pour réduire la chaleur abdominale par leur action directe dont les effets anti-phlogistiques pénètrent profondément de couche en couche vers le foyer central de la calorification, y soustraient l'excès morbide du calorique produit, et font ensuite, de là rayonner leur influence salutaire sur toute l'économie par l'apaisement fébrile qu'ils occasionnent.

Ces fomentations abdominales ont donc des effets anti-phlogistiques locaux et généraux, les uns et les autres d'une très grande valeur. Ceux-là ne le cédant en rien à ceux-ci, si l'on songe à l'importance du mouvement fluxionnaire qui s'établit dans les organes de l'appareil digestif et notamment dans le foie, dès le commencement de la maladie.

Les fomentations sur le ventre ont précisément pour mission spéciale de combattre et de dissiper cette fluxion anormale engendrée par la stimulation pathologique en vertu de l'axiome: *ubi stimulus ibi fluxus* dont les agents sont pour le premier, le miasme ; pour le second, le sang.

Le fluxus dépendant du stimulus, les fomentations seront dirigées contre ce dernier en vertu de cet autre axiome : *ablatâ causâ tollitur effectus*, et devront être, en conséquence, d'une nature opposée, partant, émollientes, adoucissantes, anti-thermiques, défervescentes.

Pour cela faire, on prend une pièce de flanelle, pliée en double afin qu'elle ait une épaisseur suffisante, et, se desséchant moins vite, n'oblige pas à la retremper trop souvent dans l'eau lénitive. On donne à la pièce de flanelle assez d'ampleur pour recouvrir tout le ventre de l'épigastre au pubis et d'un hypocondre à l'autre.

On la trempe dans de l'eau attiédie de mauve ou de graine de lin. On l'imbibe suffisamment pour bien humecter la peau, en évitant toutefois que le liquide ne dégoutte et, se répandant dans le lit, ne le mouille.

On renouvelle de trois en trois heures la pièce de flanelle qu'on a eu soin d'assujétir et de maintenir en place tout le temps, à l'aide d'une ceinture, pour en empêcher le déplacement pendant les mouvements souvent inconscients du malade.

Ces fomentations abdominales sont continuées sans interruption pendant toute la durée de la période d'invasion et dès son début, si l'on veut en obtenir un bon résultat. Comme règle de conduite : tant que la peau du ventre donnera au toucher la sensation de chaleur vive, lors même que la sécheresse de l'enveloppe cutanée aurait déjà cédé, en cet endroit, à l'emploi de ce puissant moyen, il devra être largement entretenu.

Lorsqu'on ne perçoit plus profondément de chaleur exubérante, on peut se relâcher et ne renouveler les compresses que de quatre en quatre heures, avant de les supprimer tout à fait. Dès que la sudation apparaît sous cette influence thérapeutique la chaleur fébrile précipitée des hauteurs du paroxysme tombe, la stupeur se dissipe, l'encéphale se dégage et un mieux sensible s'établit.

Aussi les fomentations sur le ventre jouent-elles un rôle considérable et bien justifié dans notre médication contre la fièvre jaune !

Indépendamment des moyens curatifs précédemment décrits, et pour faire taire l'acuité des douleurs lombaires qui, avec le brisement des membres et la cephalalgie principalement orbitaire, font, à peu près toujours partie du cortège phénoménal d'une fièvre ictérode d'une certaine gravité, nous avons été mis dans l'obligation d'appliquer de bonne heure plusieurs fois de suite à la région des lombes, de chaque côté de l'épine rachidienne des ventouses sèches, dans l'intention d'opérer une fluxion cutanée en ce lieu. Afin de diminuer, en la dérivant, la fluxion rénale et de calmer par irritation substitutive la lombalgie.

C'est un moyen de dérivation bien faible si on le considère uniquement en ce sens et d'une utilité mieux appréciable quoique secondaire, comme dérivatif de la fluxion encéphalique. La congestion active des reins née d'un mouvement fébrile intense trouve dans les antiphlogistiques généraux les meilleurs agents qu'on puisse y opposer.

Les lavements émollients et les boissons acidules viennent compléter la série des moyens curatifs que réclame d'ordinaire la fièvre jaune à sa première période.

Les lavements, toutefois, ne peuvent convenir qu'après que l'action purgative s'est entièrement effectuée quand elle s'opère par l'administration du sulfate de soude à doses peu réfractées. Il en est autrement lorsque la purgation s'obtient par le procédé des doses diluées, le plus généralement suivi dans notre médication en temps d'épidémie.

Dans cette dernière circonstance les injections rectales sont indiquées dès le commencement de la période d'invasion. Parce qu'alors elles ne gênent en rien l'action purgative à laquelle elles coopèrent plutôt, agissant à peu près dans le même sens.

Elles sont appelées à rendre de très grands services. Elles produisent par leur contact sur la muqueuse du gros intestin des effets antiphlogistiques analogues à ceux qu'on demande aux fomentations appliquées sur la peau du ventre. Elles en corroborent l'action locale et générale en s'y associant. Mais leur action topique, malgré sa valeur n'est que secondaire. comparée à celle résultant de l'absorption de leur contenu.

Grâce à la température modérée du liquide lénitif absorbé et passé dans le sang, les injections rectales deviennent de précieux agents de sudation, conséquence immédiate de leur action antiphlogistique s'exerçant par la voie circulatoire ou, si l'on veut, dynamiquement.

Les lavements composés avec l'eau de graine de lin ou de toute autre substance émolliente : mauve, guimauve, etc., sont prescrits tièdes. Trop d'élévation ou d'abaissement de température en changerait le mode d'action et nuirait à leur efficacité.

On les donne à la dose de 250 grammes de liquide représentant pour chacun d'eux un quart de lavement. On met de l'un à l'autre un intervalle de six ou de huit heures selon le cas. On en maintient l'emploi pendant la période inflammatoire dont la durée oscille de un à trois jours, en général, jusqu'au moment où elle décline et touche à sa fin.

Les boissons acidules végétales, au suc de citron, par exemple, ou à défaut minérales telles que l'eau minéralisée par le gaz acide carbonique, froides, prises en très petite quantité à la fois et à de longs intervalles, afin de les accommoder au faible degré de la tolérance stomacale sont d'une grande utilité quand on entoure leur administration des précautions voulues pour ne pas éveiller les nausées, exciter ou accroître les vomissements. Ce qui arriverait, en dépit de leur action sédative sur l'estomac, avec leur ingestion trop abondante ou trop peu distancée.

Les boissons acidules froides agissent comme tempérantes, raffraîchissantes, antiphlogistiques et surtout comme diurétiques. Propriété éminemment avantageuse au point de vue de l'action exercée sur les reins congestionnés et de l'élimination miasmatique opérée par cette voie dont nous avons fait ressortir l'importance.

Les onctions faites avec les pommades et onguents hydrargiriques à l'hypocondre droit dans le but, très louable assurément, d'agir sur le foie, de diminuer sa congestion excessive, ne conviennent pas au traitement de la fièvre jaune. Parce qu'ici, comme dans tous les typhus, le sang ne tend que trop à la diffluence et par elle à la suffusion; et loin d'y pousser par les mercuriaux il faut s'y opposer de toutes ses forces. D'où la contre-indication formelle de l'hydrargire que remplace du reste très avantageusement pour la désobstruction du foie le sulfate de soude absorbé et attiré vers les vaisseaux du système de la veine-porte.

Tel est l'ensemble des moyens dont se compose la médication rationnellement dirigée contre le typhus d'Amérique à sa première période, lorsque celle-ci affecte selon la règle la plus commune la forme plus ou moins franchement inflammatoire ou, pour mieux dire, phlogistique, et se caractérise en conséquence par une réaction fébrile nettement accusée et largement exprimée, au moins, à son début, sous une impulsion souvent excessive et toujours plus ou moins forte, mais par cela même de courte durée.

La médication appropriée à la phase initiale devait donc avoir pour mission, non point de combattre le mouvement réactionnaire dans ses efforts éliminateurs dont la nécessité s'impose, mais de lui venir au contraire en aide ; par suite, réprimer ou modérer sa fougue, déblayer sa voie, faciliter sa marche et ménageant ses forces pour qu'elles ne s'épuisent en route, lui permettre de s'accomplir jusqu'au bout. Le choix de nos moyens curatifs se trouve de la sorte justifié; et la pratique est venue finalement confirmer la théorie.

Mais dans la fièvre jaune comme dans d'autres fièvres himnhémiques arrive bientôt le moment où la réaction, en raison même de sa violence faiblit, et sans beaucoup tarder menace de défaillir

Cela se produirait sûrement dans les cas graves si l'on ne venait promptement à son secours. Non plus, comme précédemment, pour la maîtriser et l'abaisser, mais au contraire pour la soutenir, la rehausser.

Ce changement d'allure dans le mouvement de la réaction fébrile ouvre ainsi la voie à une phénoménisation toute différente et ne se conciliant pas avec la médication jusqu'à ce moment suivie. D'autant mieux que les effets dyscrasiques de l'impaludation typhique se prononçant de plus en plus, impriment alors à la nouvelle manifestation phénoménale une physionomie à la fois plus sombre et mieux tranchée.

La médication première doit dès lors faire place à un autre mode de traitement commandé par le nouvel ordre de choses qu'annonce le changement d'aspect de l'évolution pyretique entrant de cette façon dans une nouvelle phase. Cette seconde période a reçu le nom d'adynamique.

La transition de l'une à l'autre période ne se fait pas brusquement, avons-nous dit, mais par gradation ; et la brièveté de la première est quelquefois telle que la phase d'adynamie, par sa précocité d'apparition, semble être la première et ouvrir la scène morbide.

D'autres fois, c'est la phase initiale des frissons qui par son développement et son exagération acquiert les proportions insolites d'une véritable sidération cholériforme. Mais ce sont là des exceptions à la règle commune.

Ces cas sont d'une extrême gravité. Ils présagent une évolution rapidement désespérante, ou une invasion sous forme insidieuse, presque latente, dans laquelle la réaction s'épuise en efforts peu apparents mais tellement répétés que, sous leur action incessante, la résistance vitale sourdement minée, usée, se brise et tombe, souvent comme frappée à l'improviste. Ou bien, par la violence de l'attaque, se trouve dès le début impuissante à réagir, est sidérée, revêtant ainsi une physionomie anormale autant que rare.

En ces circonstances d'un péril imminent la médication anti-phlogistique serait intempestive, préjudiciable sinon fatale, et le traitement qui convient à la période adynamique s'impose dès le principe avec toute l'énergie possible.

Quel que soit le moment où l'on en fait application, voici de quoi il se compose : 1° Lavements au quinquina, tannin et amidon ; 2° sulfate de quinine ; 3° acides végétaux en boissons ; 4° café noir citré et froid ; 5° frictions cutanées ; 6° calorique artificiel.

Tous ces agents curatifs ont une utilité réelle, tendent au même but : relever, restaurer les forces éliminatrices faiblissantes. Mais ils n'y coopèrent pas de la même manière et n'ont pas une égale valeur. Parmi eux, le quinquina aidé du tannin en lavement, le sulfate de quinine en potion tiennent sans contredit la première place, sont hors de pair, réunissent les qualités suffisantes pour remplir, à eux seuls, sans le concours obligé des autres adjuvants, toute la médication tonique névrosthénique que réclame impérieusement la fièvre jaune sous la forme ou la période d'adynamie.

C'est pourquoi le quinquina et la quinine doivent être administrés sans retard dès que leur indication apparaît, et cette indication se prononce bien avant que l'évolution phlogistique de la première période touche à sa fin; de façon qu'on puisse se prémunir contre une chute prématurée ou brusque de la phlogose réactionnaire, se donner du répit, rendre dans tous les cas l'action médicamenteuse plus facile et mieux assurée que si on ne la faisait intervenir qu'après la complète manifestation de l'adynamie, en laissant, jusque là, la réaction s'épuiser en efforts souvent stériles.

Par conséquent, dès l'instant où le mouvement fébrile a perdu beaucoup de son intensité on substitue, tout d'abord, aux lavements émollients ceux au quinquina et amidon. La substitution s'opère en général au deuxième jour de la pyrexie déclarée, quelquefois plus tôt, rarement plus tard.

Ces derniers sont composés avec la décoction de quinquina décantée et passée au passe bouillon. On y délaie un peu d'amidon et on l'administre tiède, en un quart de lavement formé de 250 grammes du liquide obtenu par l'ébullition de 500 grammes d'eau contenant 4 grammes d'écorce concassée de quinquina jaune.

On utilise ainsi son action topique sur la muqueuse du gros intestin pour corriger la fétidité des selles, tonifier les tissus et resserrer les petits vaisseaux des parois intestinales.

Ce relâchement joint à la diffluence du sang détermine l'exsudation séreuse et d'une façon bien plus fâcheuse encore l'exhalation sanguine.

Ces symptômes caractérisent la fièvre jaune à sa période adynamique et le dernier est un indice fort grave d'adynamie septicémique ; aussi importe-t-il beaucoup d'en prévenir la formation et le développement.

De là, le grand avantage de recourir de bonne heure aux lavements au quinquina. Ils agissent en ce sens et par leur action locale, et mieux encore par leur action générale consécutive à l'absorption de leur contenu, où les substances dissoutes se trouvent dans un état de dilution qui en facilite l'accès au sein de l'organisme.

Introduits dans la masse sanguine et promenés avec le torrent circulatoire dans toute l'économie pour être mis en contact avec l'intimité de nos tissus, les principes actifs du quinquina exercent en tous points leurs effets toniques astrictifs et névrosthéniques.

Ces effets sont sous un certain rapport supérieurs à ceux produits par le sulfate de quinine, à cause de la complexité des éléments dont se compose le quinquina. Parce qu'indépendamment de l'alcaloïde souverainement puissant comme principe névrosthénique il entre dans sa composition un autre alcaloïde, la cinchonine, d'une vertu analogue et un peu inférieure à la quinine, et même la quinoïdine d'Ossian, Henry, isomère à la quinine, conjointement avec d'autres substances actives, notamment, le tannin doué à un haut degré de la propriété d'astriction et de tonicité à l'égard des petits vaisseaux par lesquels se font les exsudations séreuse et sanguine dans le vomito-negro.

Contre l'exsudation séreuse la décoction de quinquina amidonée et tiède nous paraît suffire. Mais quand il s'agit de s'opposer à une exsudation sanguine, quel qu'en soit le siège, il est nécessaire de renforcer l'action tonique astrictive du quinquina par l'addition du tannin à la décoction alors donnée à peine tiède La dose du tannin oscillera de un à deux grammes par lavement, selon les indications plus ou moins pressantes. En nous souvenant qu'il est préférable et plus sûr de prévenir la diffluence sanguine que de la combattre.

Il est bien rare que la dissolution du sang poussée jusqu'à l'exhalation hémorrhagique se produise dès les premiers pas de la période d'adynamie en cours d'évolution. C'est pourquoi les quarts de lavement au quinquina amidoné et non tanniné sont généralement prescrits le deuxième et le troisième jour de la maladie, au nombre de quatre par 24 heures, à égale distance l'un de l'autre pendant les deux jours consécutifs, en y incorporant le tannin si l'indication s'en présente à tel moment donné.

On achemine ainsi le malade vers son quatrième et son cinquième jour, passé lequel le pronostic s'éclaire et trace au praticien la marche ultérieure à suivre. L'amélioration se prononce-t-elle, grâce à notre méthode curative ? Les lavements sont descendus au nombre de trois le sixième et le septième jour, ils sont réduits à deux le huitième et supprimés le lendemain neuvième jour de traitement.

Les lavements doivent toujours être administrés au moment opportun, celui où le malade vient d'aller à la selle. Sauf, bien entendu, les cas où il y a constipation. Cas rares, en vérité, durant la période d'adynamie et ne contr'indiquant pas, d'ailleurs, l'emploi des injections rectales. D'après nos considérations précédentes sur leurs propriétés locales et générales

Au quinqnina en lavement donné depuis la veille s'adjoint le sulfate de quinine en potion ; d'ordinaire, dès le troisième jour de la médication; ou, pour mieux dire, aussitôt que la période d'adynamie commence a succéder à la phase phlogistique. De manière à porter par l'emploi combiné de ces deux moyens, la médication tonique à un plus haut point de puissance et par suite en assurer la complète exécution.

On n'y parviendrait pas aussi facilement si l'on se contentait de faire usage du quinquina en potion concurremment avec son emploi en injections rectales Parce qu'à cause des éléments qui y sont associés à la quinine, pour faire agir celle-ci avec une force satisfaisante, il faudrait prescrire des doses massives de celui-là; et l'on risquerait de se heurter contre l'intolérance toujours en éveil de l'estomac; ou bien, pour éviter cet écueil fâcheux, on administrerait le quinquina en potion à des doses insuffisantes et le but thérapeutique que l'on poursuit serait manqué.

En effet, parvenue à ce moment de l'évolution pyrétique, la réaction fébrile éliminatrice a grandement besoin d'être soutenue, fortifiée, rehaussée. La quinine possède par excellence cette précieuse faculté; le quinquina lui-même la reçoit en majeure partie de cet important alcaloïde.

D'où il suit qu'en raison même de la force virtuelle, dégagée chez ce dernier de tout accessoire, il est possible de le mettre énergiquement en œuvre sous un volume assez peu développé pour qu'il se rende compatible avec le faible degré de la tolérance stomacale.

La quinine se prête ainsi à un grand morcellement sans perdre de son efficacité. Nous prescrivons l'alcaloïde à l'état de sulfate neutre dont nous augmentons la faible solubilité dans l'eau en acidulant légèrement le liquide de la potion, forme sous laquelle nous administrons de préférence le sel quinique.

Nous le donnons à dose élevée afin qu'il puisse imprimer à la réaction plus ou moins défaillante une impulsion vigoureuse et par conséquent salutaire. Mais nous avons soin d'en réfracter la dose pour qu'il agisse, non à titre d'anti-périodique, mais bien comme tonique-névrosthénique produisant des effets soutenus d'une énergie non point brusque, saccadée et en quelque sorte intermittente, mais au contraire présentant le caractère d'une continuité parfaite et d'une efficacité durable, appropriée, du reste, à la marche, au type que la fièvre jaune affecte le plus communément. En opérant de cette manière nous courons aussi moins le risque qu'avec des fractions plus massives de le faire rejeter par l'estomac ; tout en choisissant pour l'administrer les moments opportuns, ceux de la rémission ou de l'intermission, par exemple; pourvu qu'il n'y ait pas trop d'éloignement entre chaque prise.

En accroissant et activant les efforts éliminateurs par lesquels l'organisme se débarrasse des miasmes du paludisme et de l'infection typhique, le sulfate de quinine devient en fait un antipaludéen ou plutôt un antimiasmatique ; puisqu'il agit, à la fois, contre les miasmes typhogènes et ceux de l'impaludation spéciale à la fièvre jaune. Dans tous les cas, il n'y opère point comme antidote d'après le sens attaché à ce mot. Il n'anéantit pas les miasmes au sein de l'économie (puisque la pyrexie est transmissible) ; il les en expulse souverainement.

C'est en cela que gît sa toute puissance et pourrait-on dire, sa spécificité, sa supériorité. Mais il n'agit toujours et partout qu'en qualité de tonique névrosthénique, eu égard à son action générale consécutive à l'absorption du médicament, quelle que soit la maladie où on le fasse intervenir : fièvre jaune ou autre.

Il n'est pas plus défervescent qu'il n'est hyposthénisant ou sédatif, qu'il n'est antithermique. Toutes ces qualifications et autres semblables empruntées à la médication dite symptomatique, font omettre l'action directe pour ne laisser voir que les effets dérivés et variant, selon les cas, de cette action.

Quand la quinine abaisse le pouls et la chaleur surélevés dans la fièvre hectique ou le rhumatisme, maladies asthéniques par excellence, c'est parce qu'elle rehausse l'innervation et lui redonne la placidité inséparable de la force.

Est-il antithermique quand dans la période d'algidité d'une fièvre des marais l'alcaloïde, en question, suscite la réaction d'où naissent le relèvement du pouls et le retour de la chaleur accrue ? Convenons-en ; toujours et partout la quinine, comme le quinquina, vient prêter main-forte au dynamisme vital. Contre la fièvre jaune, conséquemment, le sulfate de quinine est ordonné dès le troisième jour de maladie, alors que s'est affirmée l'adynamie. Et, plus tôt, si celle-ci s'annonce de meilleure heure.

On le donne en potion, chez un adulte à la dose d'un gramme tenu en dissolution dans 150 grammes de liquide, pendant le premier jour de son emploi, et par cuillerées à bouche, une à une, d'heure en heure, jusqu'à concurrence des six premières. Puis, de deux en deux heures, jusqu'à la fin de la potion qui doit contenir douze cuillerées en tout.

Le lendemain, la dose quotidienne du sulfate de quinine est descendue à quatre vingts centigrammes, ou est maintenue à un gramme, selon les indications du cas présent, et dans l'une et l'autre circonstance elle est prescrite de la même manière qu'elle l'a été la veille et le sera les jours suivants. En profitant autant que possible des moments de rémission, à plus forte raison, des moments d'intermission, s'il s'en présente.

Les heures où on le donne n'ont rien d'absolu, ni de précis ; l'essentiel est qu'on ménage la susceptibilité de l'estomac et qu'on assure l'entière administration de la potion quininée pendant le nyctémère en choisissant les instants les plus propices

L'expérience nous a démontré qu'il n'y a aucune utilité à prescrire le sel quinique au-delà d'un gramme par jour et pendant plus de trois jours de suite. Sous peine de faire courir au malade les risques d'une sursaturation avec ses conséquences graves on doit s'en tenir à la dose journalière d'un gramme au maximum. Dose considérable si l'on a égard à celle qu'on introduit conjointement, avec le quinquina, par les injections rectales.

Le sulfate de quinine sera continué à doses quotidiennes décroissantes jusqu'à la fin du septenaire ; ensuite, afin de consolider la guérison. on le remplacera par l'extrait de quinquina donné également en potion à la quantité de quatre ou six grammes par jour, pendant la première moitié du second septenaire, et on termine le traitement par l'emploi ultérieur du vin de quinquina, durant la convalescence qui est, ici, comme à la suite de toutes les pyrexies typhiques, d'une certaine durée.

Le vin de quinquina préparé avec le vin rouge de Bordeaux, léger et peu alcoolisé, sinon avec du vin blanc, devra être préféré à celui qu'on prépare avec les vins capiteux, sucrés et indigestes d'Espagne ou de Portugal. surtout eu égard à un estomac frappé d'atonie à la suite des évènements auxquels il a largement participé, notamment en ce qui concerne les nausées et les vomituritions.

Il peut même, dans le cours de l'évolution pyrétique, se présenter des circonstances où, soit à cause d'une intervention tardive et regrettable de la médication appropriée, soit en vertu d'une idiosyncrasie particulière du fébricitant, l'intolérance de l'estomac acquière de telles proportions qu'elle contr'indique formellement l'administration du sulfate de quinine et *à fortiori*, du quinquina en extrait ou en vin par la bouche, au moins temporairement Force est, en pareil cas, d'administrer la quinine par la voie rectale en l'associant à la décoction de quinquina dont elle renforce ainsi l'activité.

Il est alors opportun d'y joindre quatre ou cinq gouttes de laudanum de Sydenham afin que le lavement soit gardé absorbé et produise son effet salutaire. Sous cette influence particulièrement bienfaisante, la réaction périphérique davantage dirigée vers la peau détourne mieux l'afflux du sang des organes digestifs et apaise en conséquence la susceptibilité exagérée du viscère gastrique.

On sait, effectivement, que le laudanum de Sydenham est un excitant diaphorétique d'une très grande valeur. Son concours est indispensable dans les cas insolites de sidération cholériforme au début d'une fièvre jaune, et alors aux doses plus élevées de dix ou douze gouttes par lavement, afin de grandir par cette élévation des doses l'effort de relèvement, parallèlement à la défaillance vitale ou défaut de réaction qu'on observe en pareille circonstance. Cela établit un rapprochement de plus entre la fièvre jaune et le choléra.

Quant au vin de quinquina, nous le prescrivons pendant toute la durée de la convalescence, chaque jour, à la dose progressivement portée de cent à deux cents grammes que l'on fait prendre en deux fois, matin et soir, à jeun, une heure avant l'alimentation du malade convalescent.

Les boissons acidulées avec le suc de citron, édulcorées, froides et contenant un peu plus d'acide végétal que lors de la phase phlogistique, afin de les faire intervenir plutôt comme boissons toniques astringentes, sont continuées pendant la phase d'adynamie en moins grande abondance et par très petites gorgées prises de loin en loin. Pour que de cette façon l'estomac les tolère et n les rejette pas : ce à quoi il n'est que trop prédisposée

Aussi, pour peu que son intolérance se manifeste, l'on doit renoncer momentanément, du moins, à toute ingestion de boisson même froide. D'autant plus aisément que la soif est devenue à peu près nulle, et qu'au surplus, pour la calmer, on aurait au besoin la glace sous la main.

Ce corps réfrigérant exerce sur l'estomac une puissance astrictive et sédative bien supérieure à celle des boissons acides froides, à la condition de l'ingérer par très menus fragments introduits de loin en loin dans la bouche, l'un après l'autre, pour qu'ils soient tolérés dans l'estomac.

Malgré leur incontestable utilité contre la fluidité du sang et le relâchement intestitiel des parois vasculaires, les boissons acides ne peuvent pas être ingérées longtemps dans le viscère stomacal. Elles y occasionneraient à la longue un surcroît d'acidité se traduisant par des rapports aigres et qui nuirait au travail de la digestion.

De là l'indication d'y substituer dès la convalescence les boissons vineuses douées de propriétés toniques stomachiques qu'elles doivent au tannin du vin.

En même temps qu'on supprime le sulfate de quinine et le remplace par l'extrait de quinquina en potion, on commence à prescrire l'infuso-decoctum de café noir non édulcoré et froid. On l'additionne de dix ou douze gouttes de suc de citron par tasse contenant douze cuillerées environ de ce liquide.

On fait prendre les cuillerées d'abord une à une, d'heure en heure, en alternant avec la potion au quinquina. Puis, on donne 2, 3 et 4 cuillerées à la fois par gradation suivie jusqu'à la fin du second septenaire. Mais à mesure que les prises deviennent plus fortes, on les distance davantage entr'elles afin de les accommoder à la tolérance et a l'atonie de l'estomac qui sont en raison inverse l'une de l'autre.

Le café noir citré, froid, nous offre la précieuse ressource d'une substance et alibile et médicamenteuse. En cette dernière qualité, elle se montre tonique, stomachique, stimulante et diurétique quant au café, digestive et diurétique seulement, quant au suc de citron.

Or, il y a constamment de l'anurie dans la fièvre jaune d'une notable gravité. Conséquence immédiate et directe d'un mouvement de congestion exagérée dans les reins, l'anurie se produit au moment où cette exagération dépasse une certaine limite. Elle est donc tardive en général.

Mais la suppression d'urine survient parfois aussi de très bonne heure. Elle est dans tous les cas l'indice d'un pronostic fâcheux, d'une terminaison presqu'inévitablement mortelle. A moins qu'on ne rappelle au plus vite la sécrétion rénale. On conçoit, dès lors, combien le café noir citré et froid concourant au rétablissement des urines ou à leur maintien est un adjuvant utile dans le traitement de la fièvre jaune.

Les frictions stimulantes pratiquées sur la peau avec un morceau de flanelle imbibée d'eau-de-vie, vinaigre, ou suc de citron, et ce dernier à l'instar des mulâtresses des Antilles, peuvent avoir leur utilité à l'effet de raviver la chaleur dermique défaillante, ou tout au moins descendue au-dessous de son état normal, corrélativement au degré d'affaissement de la réaction fébrile qui l'avait exaltée dans la phase phlogistique précédente.

Les frictions cutanées excitantes sont encore plus utiles dans les cas exceptionnels où la réaction périphérique manquant dès le début, la température de la peau, sans élévation préalable, s'abaisse jusqu'au froid sidéral. De sorte que dans l'adynamie primitive ou consécutive la stimulation du derme localement exercée par les frictions devient un auxiliaire puissant de la stimulation dynamique qu'exerce par excellence l'alcaloïde du quinquina, renforcé au besoin du laudanum de Sydenham.

Les frictions cutanées concourent ainsi à remettre dans son plein exercice le fonctionnement de cet important organe de dépuration et lui permettent de parachever son œuvre d'élimination miasmatique, but final de l'évolution de la pyrexie.

Pour avoir de l'efficacité , les frictions doivent être étendues à presque toutes les parties du corps, notamment aux membres abdominaux et renouvelées plusieurs fois dans la journée en évitant de découvrir le malade.

Aux frictions sur la peau il faut joindre l'emploi des cruchons en grès remplis d'eau bouillante qu'on renouvelle dès que la température a sensiblement baissé. Ces cruchons sont destinés à communiquer leur chaleur artificielle au derme refroidi. Leur nombre est porté à deux ou quatre ou six, selon les indications plus ou moins pressantes.

D'ordinaire, deux cruchons disposés aux pieds du lit suffisent pour maintenir une chaleur douce uniforme à la surface tégumentaire dont la température propre a peu faibli.

Mais quand le refroidissement de la peau, corrélatif d'une adynamie profonde, est plus grand, il convient de placer quatre cruchons d'eau bouillante, deux aux pieds et deux le long des cuisses.

Enfin, quand , très exceptionnellement, l'adynamie descend jusqu'à la sidération cholériforme, l'emploi de six cruchons simultanés : deux aux pieds, deux le long des cuisses et deux le long du tronc, deviennent nécessaires pour combattre l'algidité. Moyens précaires et d'une insuffisance absolue si, fort heureusement, dans ces cas d'extrême gravité, le praticien ne disposait à son gré du quinquina renforcé de la quinine et du laudanum de Sydenham dont nous avons appris à connaître la toute-puissance contre le choléra asiatique.

Elle se manifesterait avec le même éclat contre la forme sidérante de la fièvre jaune.

Même contre la forme adynamique simple du typhus américain les frictions cutanées et le calorique artificiel n'ont qu'une action curative très secondaire comparée à celle du quinquina et de la quinine.

En ne les considérant même que sous leur valeur restreinte d'agent de calorification les frictions et les cruchons sont à eux seuls incapables de restituer à la peau le calorique qu'il a perdu. Mais ils s'opposent à sa déperdition et en cela ils ont une utilité incontestable.

Tel est l'ensemble des moyens que nous employons à notre grande satisfaction contre la phase adynamique.

Nous nous attachons aussi à faire aérer le plus amplement possible la chambre où se trouve le malade atteint de fièvre jaune ; et nous n'attendons pas pour prendre cette mesure que la maladie soit parvenue à la période avancée de son évolution. Nous la prenons dès le commencement de la pyrexie, dans l'intérêt du patient. comme dans celui de l'entourage.

Attendu que les émanations dégagées par la peau, les poumons, intestins, reins, etc., se répandant dans un appartement clos s'y confinent et y composent une atmosphère viciée, délétère; véritable foyer d'infection pour les assistants et pour le patient lui-même forcé d'inhaler de nouveau dans ses poumons cet air infect.

Il est donc nécessaire d'aérer. Non point seulement en ouvrant une fenêtre ou en la tenant sans cesse ouverte selon le degré de la température extérieure, en général très élevé durant le jour dans les pays chauds, mais encore et surtout en établissant de temps à autre, pour quelques instants, un courant d'air frais qui renouvelle celui de l'appartement et en chasse les émanations miasmatiques contenues dans cette atmosphère dont elles troublent la pureté.

Toutes ces émanations sont contagieuses; elles doivent leur propriété de transmettre la fièvre jaune aux ferments corpusculaires jusqu'ici inconnus dont sont imprégnées les vapeurs miasmatiques.

Leur prétendue découverte toujours annoncée, jamais realisée, le sera un jour, espérons-le. Elle mettra péremptoirement fin à la contestation de leur contagiosité. Bien que les non-contagionistes, disciples de Chervin, tendent de nos jours à disparaître.

C'est qu'à défaut d'une démonstration visible et palpable la science d'observation et d'induction fourmille de preuves en faveur de leur faculté de transmission d'individu à individu. Pour notre part, nous n'avons que l'embarras du choix dans les exemples que nous pourrions fournir à l'appui.

Citons, entr'autres, le suivant : A Cayenne, le pharmacien attaché à notre service d'hôpital, revenu de France depuis la veille et nous accompagnant pour la première fois dans notre visite, entre avec nous dans une chambrette où une femme de gendarme atteinte de fièvre jaune venait d'expirer, est saisi par l'odeur, *sui generis*, répandue dans l'appartement, se trouve indisposé et, peu d'heures après, est contraint de s'aliter, envahi par la maladie. Remarquons que cette chambre était située dans un pavillon isolé et que nous ne comptions pas en ce moment dans nos salles d'autres cas de la maladie régnante qui touchait à sa fin.

S'il importe de faire respirer un air pur au patient, il importe encore plus de ne pas mettre obstacle à la sudation éminemment salutaire et tout à fait indispensable, sans laquelle aucune guérison n'est possible, vers laquelle tendent tous les efforts de l'organisme et ceux d'une médication rationnellement appelée à son aide. Telle est la nôtre.

Pendant qu'on aère et surtout qu'on ventile, on prendra donc toutes les précautions voulues pour que la transpiration du malade ne soit ni diminuée, ni, à plus forte raison, arrêtée. Et on le tiendra chaudement couvert, mais sans exagération, afin d'éviter l'excès de sudation. Trop de sueurs à la fois le débiliteraient. Surtout, si elles s'effectuaient pendant la période d'adynamie en des proportions aussi excessives.

Dans une maladie qui s'accompagne d'un trouble prononcé dans les voies digestives, où les fonctions de la nutrition plus spécialement dévolues à l'estomac, au duodenum et au foie sont à ce point altérées, un régime diététique d'une sévérité absolue est le seul applicable et doit être maintenu avec une extrême rigueur pendant toute la durée de l'évolution de la pyrexie. En le modelant du reste sur le degré de gravité de chaque cas individuel.

Mais pour tous, indistinctement, une diète complète est, pendant la phase phlogistique, de la dernière nécessité. Toute alimentation, serait-elle réduite à quelques cuillerées de bouillon ! serait en ce moment nuisible, fatiguerait en pure perte l'estomac, exciterait les vomissements. Ou si, avec peine, elle parvenait à être digérée, absorbée, elle ajouterait, ce faisant, à l'exaltation fébrile de la réaction éliminatrice une fièvre de digestion tout à fait intempestive et préjudiciable.

Lorsqu'au contraire la fièvre jaune est entrée dans la phase d'adynamie, une alimentation légère, appropriée à l'état général du fébricitant trouverait place, si l'état local des voies digestives frappées de morbidité ne continuait d'y mettre obstacle. Jusqu'au jour, peu éloigné, où leurs fonctions rétablies par la médication tonique de cette période peuvent présider en toute sécurité avec avantage à l'alimentation réparatrice.

Appliquée graduellement, avec mesure, selon les progrès croissants vers la convalescence d'abord, la guérison définitive ensuite, l'alimentation consiste dans du bouillon de viande, dégraissé et légèrement salé, qu'on fait prendre successivement par cuillerées, par tasses, par assiettées plusieurs fois dans le courant du jour. Puis, dans des potages légers à des heures réglées, en y ajoutant l'emploi du vin vieux en proportions grandissantes, et finalement dans un régime de digestion facile et de plus en plus nourrissant, avec le concours de la diastase et de la pepsine, au besoin.

La prophylaxie de la fièvre jaune comprend : les mesures générales d'hygiène et de salubrité publiques d'une part ; et de l'autre, celles d'hygiène privée, de préservation individuelle ou personnelle, c'est-à-dire concernant l'individu pris en particulier.

Les premières se résument dans les dispositions et précautions que l'on prend à l'égard des pyrexies typhiques infecto-contagieuses. Elles n'ont rien d'exclusif à la fièvre jaune. Elles consistent dans l'isolement absolu des malades tenus en séquestration complète d'après le système des lazarets ; ainsi que dans toutes les mesures de police sanitaire.

Les attributions de celle-ci s'étendent chaque jour davantage. Elles embrassent les soins propres à prévenir ou à dissiper tout foyer d'infection et de contagion.

Nous ferons cependant remarquer à ce sujet combien il faut apporter d'attention et de persistance dans la désinfection d'un foyer concentré de fièvre jaune, et nous rapporterons en preuve le fait suivant : En 1855, la frégate l'*Iphigénie*, en station aux Antilles, contracta une épidémie de vomito-negro par laquelle l'équipage décimé fut contraint d'évacuer le navire, et de camper à terre, pendant qu'on désinfectait ce dernier.

L'épidémie cessa. L'équipage fut réembarqué. L'épidémie reparut avec une intensité croissante. Nouveau débarquement avec séjour prolongé à terre et nouvelle désinfection aussi complète que possible du navire infecté. A la suite de cela, les hommes sont pour la seconde fois rembarqués, et peu après, la fièvre épidémique se remontra parmi eux.

C'est alors qu'à la *Pointe du Bout*, près de Fort-de-France (Martinique), on installa, en février 1856, dans le lazaret, un service d'hôpital où furent envoyés en traitement, sous notre direction, les nouveaux malades que continuait à fournir le bâtiment contaminé.

Au bout d'un certain temps, l'équipage de l'*Iphigénie* cessa de présenter de nouveaux cas et le lazaret-hôpital fut fermé. Tous les hommes ayant subi ou l'infection typhique ou l'acclimatation ne pouvaient plus alimenter le fléau.

Mais le foyer d'infection que le navire récélait en son intérieur, ne fut pas pour cela éteint. La preuve est qu'à quelque temps de là, deux officiers dont l'un était notre ancien condisciple, embarqués depuis peu et non encore acclimatés, y contractèrent la fièvre jaune de la façon suivante : Nous étions allé un certain jour dîner à bord. Sortis de table, les deux officiers et nous, descendîmes visiter la frégate jusque dans ses parties les plus basses, pénétrant ainsi au cœur du foyer.

Le lendemain de cette visite, les deux officiers furent pris de fièvre jaune. Mon camarade de collège en mourut peu de jours après, à l'hôpital de Fort-de-France, emporté par un vomito des plus intenses, malgré les soins éclairés du médecin en chef de la colonie ; l'autre officier put être sauvé.

Il n'existait point d'autres cas de ce typhus à la Martinique en ce moment, et il n'en survint pas de nouveaux. Quant à nous, troisième visiteur, nous avions déjà payé notre tribut, l'année précédente, aux îles du Salut (Guyane), de là, notre immunité acquise.

L'aération, la ventilation, les fumigations microbicides et les lotions anti-septiques, tous ces moyens combinés ne suffisent donc pas toujours pour détruire un foyer d'infection incrusté en quelque sorte dans les flancs d'un navire et autre lieu très circonscrit, à air confiné et sursaturé d'émanations morbifères.

Parce que si les microbes présumés de la fièvre jaune échappent en partie à l'extermination dirigée contre eux dans l'œuvre d'une désinfection insuffisante, ils peuvent repulluler et reconstituer le foyer en plus ou moins de temps.

Dans ce cas particulier, il aurait fallu immerger la frégate ou l'envoyer dès le commencement dans les pays froids. C'est ce qu'on ferait aujourd'hui et ce qu'on a fait depuis avec un succès constant On obtiendrait le même résultat de l'immersion d'un navire infecté d'un typhus quelconque.

Les mesures de préservation individuelle peuvent se résumer en ceci : Eviter tout foyer d'infection en se rappelant qu'un seul malade atteint constitue un centre de transmission de fièvre jaune.

Mais si l'on ne peut se soustraire à une infection générale planant sur une localité, les moyens propres à se préserver de la fièvre épidémique consisteront à se placer dans des conditions d'hygiène telles que l'élimination des miasmes absorbés s'effectue aussitôt après qu'ils ont pénétré dans l'économie et avant de s'y être accumulés d'une façon préjudiciable. C'est-à-dire qu'elle se fasse largement, librement, par suite sans secousse, ni accès, ni crise, sans maladie en un mot.

Or, parmi ces conditions hygiéniques, la bonne disposition morale du sujet, la propreté de la peau et le parfait état des voies digestives occupent le premier rang.

L'énergie morale du sujet que rien n'effraie, n'émotionne, exerce une influence incalculable en faveur de la prophylaxie comme sur la thérapeutique de la fièvre jaune. Nous avons vu des individus tomber malades de frayeur presqu'uniquement, et succomber, alors que d'autres, plus gravement atteints, mais doués d'une grande fermeté de caractère, résistaient et guérissaient.

C'est qu'en réalité le salut réside dans la force vitale qui préside essentiellement à l'élimination miasmatique, à la désinfection. Elle est calquée sur le degré de l'innervation que détermine et régit la forme plastique dévolue à chaque individu et dont la diversité imprime à chacun son tempérament et par suite son caractère propre.

La médication prophylactique a principalement pour but de maintenir, d'assurer, de relever, d'accroître cette force de résistance. Elle est basée sur l'emploi des amers, des analeptiques et des moyens moraux devant rasséréner, prévenir ou dissiper les frayeurs, les craintes du mal. Elle condamne et s'élève contre tout excès pouvant amener la dépression des forces vitales par l'épuisement de l'influx nerveux qu'alimente le sang.

Le maintien, l'affermissement, la restauration de la puissance plastique et nerveuse de l'organisme, nonobstant leur grande valeur prophylactique, ne parviendraient pas, à eux seuls, à rendre l'absorption des miasmes infectants inoffensive ou peu nuisible.

Parce qu'il ne suffit pas de donner à la réaction éliminatrice la faculté de s'exercer sans trouble, sans pyrexie ; il faut encore assurer ses moyens ou voies d'exécution. De là, l'importance des soins hygiéniques apportés au fonctionnement de la peau qui est le principal agent de cette élimination, surtout dans les pays chauds où la fièvre jaune exerce son empire.

On conçoit, dès lors, que si la peau jouit d'une grande activité fonctionnelle, elle pourra s'opposer jusqu'à un certain point aux effets de l'absorption miasmatique, en procurant le rejet successif du miasme infectant, sans lui laisser le temps de s'accumuler au sein de l'économie jusqu'au degré où il deviendrait nuisible.

C'est pourquoi les personnes qui transpirent avec facilité et entretiennent la sudation, doivent, à dose d'infection égale, en éprouver de moindres effets. Et si la transpiration est puissamment sollicitée, et en même temps la peau entretenue dans un état de propreté indispensable à son bon fonctionnement, il est évident que l'individu soumis à un foyer d'infection réunira, toutes choses aidant, les meilleures conditions pour s'en préserver d'une façon plus ou moins complète.

De là l'utilité des bains à peine tièdes, dits de propreté, et des boissons chaudes, stimulantes, diaphorétiques, parmi lesquels les infuso-decoctum de café, de thé se recommandent d'une façon plus particulière, en raison de leur vertu supérieure et de leurs propriétés multiples également avantageuses. Conjointement aux amers, au vin de quinquina, par exemple, et à tous les autres moyens d'hygiène déjà pour la plupart énumérés.

Ajoutons, en terminant, l'attention qu'on doit apporter à maintenir ou rétablir en parfait état d'intégrité les fonctions des voies digestives toujours disposées, sous l'influence climatérique, à se couvrir de saburres, à se surcharger de bile, etc. Elles réclament, en conséquence, de légers laxatifs destinés à les en débarrasser, à solliciter l'excrétion de la bile, tenir le ventre libre ; enfin, doit-on, par dessus tout, prévenir, éviter le moindre excès ou écart de régime et tout ce qui pourrait gêner, entraver le travail de la digestion.

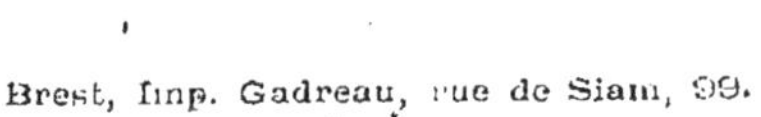

Brest, Imp. Gadreau, rue de Siam, 99.

www.ingramcontent.com/pod-product-compliance
Ingram Content Group UK Ltd.
Pitfield, Milton Keynes, MK11 3LW, UK
UKHW022122260726
13993UKWH00003B/1182

9 782329 158907